Dr. med. Günter Krämer

Schlaganfall von A–Z

Medizinische Fachwörter verstehen

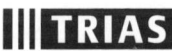

Anschrift des Autors:

Dr. med. Günter Krämer
Medizinischer Direktor
Schweizerische Epilepsie-Klinik
Bleulerstrasse 60
CH-8008 Zürich

Umschlagzeichnung und
Textzeichnungen:
Friedrich Hartmann, Nagold

Lektorat: Sylvia Aschenbrenner

*Die Deutsche Bibliothek –
CIP-Einheitsaufnahme*

Krämer, Günter:
Schlaganfall von A–Z : medizinische
Fachwörter verstehen / Günter
Krämer. – Stuttgart : TRIAS – Thieme
Hippokrates Enke, 1997
NE: HST

Wichtiger Hinweis: Wie jede Wissenschaft ist die Medizin ständigen Entwicklungen unterworfen. Forschung und klinische Erfahrung erweitern unsere Erkenntnisse, insbesondere was Behandlung und medikamentöse Therapie anbelangt. Soweit in diesem Werk eine Dosierung oder eine Applikation erwähnt wird, darf der Leser zwar darauf vertrauen, daß Autoren, Herausgeber und Verlag große Sorgfalt darauf verwandt haben, daß diese Angabe **dem Wissensstand bei Fertigstellung des Werkes** entspricht.
Für Angaben über Dosierungsanweisungen und Applikationsformen kann vom Verlag jedoch keine Gewähr übernommen werden. **Jeder Benutzer ist angehalten,** durch sorgfältige Prüfung der Beipackzettel der verwendeten Präparate und gegebenenfalls nach Konsultation eines Spezialisten festzustellen, ob die dort gegebene Empfehlung für Dosierungen oder die Beachtung von Kontraindikationen gegenüber der Angabe in diesem Buch abweicht. Eine solche Prüfung ist besonders wichtig bei selten verwendeten Präparaten oder solchen, die neu auf den Markt gebracht worden sind. **Jede Dosierung oder Applikation erfolgt auf eigene Gefahr des Benutzers.** Autoren und Verlag appellieren an jeden Benutzer, ihm etwa auffallende Ungenauigkeiten dem Verlag mitzuteilen.

Gedruckt auf chlorfrei
gebleichtem Papier

© 1997 Georg Thieme Verlag,
Rüdigerstraße 14,
70469 Stuttgart
Printed in Germany
Satz und Druck:
Druckhaus Götz GmbH,
71636 Ludwigsburg
(CCS Textline, Linotronic 630)

ISBN 3-89373-378-7   1 2 3 4 5 6

Geschützte Warennamen (Warenzeichen) werden **nicht** besonders kenntlich gemacht. Aus dem Fehlen eines solchen Hinweises kann also nicht geschlossen werden, daß es sich um einen freien Warennamen handele. Das Werk, einschließlich aller seiner Teile, ist urheberrechtlich geschützt. Jede Verwertung außerhalb der engen Grenzen des Urheberrechtsgesetzes ist ohne Zustimmung des Verlages unzulässig und strafbar. Das gilt insbesondere für Vervielfältigungen, Übersetzungen, Mikroverfilmungen und die Einspeicherung und Verarbeitung in elektronischen Systemen.

Inhalt

Zu diesem Buch	1
Was ist ein Schlaganfall?	2
Wie häufig ist ein Schlaganfall?	4
Wer kann von einem Schlaganfall betroffen werden?	6
Was sind die wichtigsten Formen und Ursachen sowie Risikofaktoren für Schlaganfälle?	7
Wo kann man sich über den Schlaganfall erkundigen?	10
Abkürzungsverzeichnis	12
Fremd- und Fachwörtererklärung	21
Literatur	152
Dank	156

Zu diesem Buch

Dieser kleine Band ist aus meiner Erfahrung und Gesprächen mit Patienten und ihren Angehörigen oder Betreuern sowie Pflegepersonal entstanden, die direkt oder indirekt von einem Schlaganfall betroffen sind. Viele dieser Menschen sind sehr an der Krankheit interessiert und wollen möglichst viel darüber wissen, um besser mit den damit verbundenen Problemen umgehen zu können. Erfreulicherweise gibt es auch eine Reihe von Broschüren und Büchern über den Schlaganfall in einer verständlichen Sprache, die weitgehend auf Fachausdrücke verzichten oder diese erklären. Zwei eigene derartige Bücher sind ebenfalls bei TRIAS erschienen (»Dem Schlaganfall vorbeugen« und »Schlaganfall: Was Sie jetzt wissen sollten«).

Spätestens beim Lesen von Beipackzetteln der Medikamente oder von Arztbriefen tauchen oft unverständliche Ausdrücke auf, die häufiger auch in den üblichen medizinischen Wörterbüchern für den Schlaganfall nicht richtig erklärt sind. Hier will das vorliegende Buch Abhilfe schaffen. Die Auswahl der Begriffe wird sicherlich dem einen oder anderen Leser zufällig und ergänzungsbedürftig erscheinen, und ziemlich sicher haben sich – wie in jedem Buch – auch Unklarheiten oder gar Fehler eingeschlichen. Daher bitte ich ausdrücklich um kritische Zuschriften mit Verbesserungsvorschlägen für weitere Auflagen.

Zürich, im Januar 1997 Günter Krämer

Was ist ein Schlaganfall?

Ein Schlaganfall ist nach einer Definition der Weltgesundheitsorganisation WHO eine sich rasch entwickelnde Krankheit mit Beschwerden und Befunden, die auf eine umschriebene oder allgemeine Störung des Gehirns zu beziehen sind und entweder länger als 24 Stunden anhalten oder zum Tod führen, ohne daß eine andere Ursache als Durchblutungsstörungen ersichtlich ist. Diese Erklärung ist etwas lang und umständlich. Einfacher ausgedrückt ist ein Schlaganfall eine schlagartig, plötzlich auftretende Durchblutungsstörung des Gehirns, die zu mindestens einen Tag lang anhaltenden Beschwerden führt.

Ein Schlag ist in unserem Sprachgebrauch etwas, das uns mehr oder weniger unvorbereitet trifft. Beispiele sind ein Blitz-, Strom- oder Hitzschlag ebenso wie ein Boxschlag oder Schicksalsschlag. Die Gewalt kommt dabei von außen und trifft uns relativ schuldlos und zufällig. Das vorliegende Buch soll zeigen, daß dies für einen Schlaganfall in weiten Bereichen nicht zutrifft.

Wenn Ihnen erzählt wird, jemanden habe »der Schlag getroffen«, kann damit ein »Herzschlag« oder »Hirnschlag« gemeint sein. Beide sind in weiten Bereichen Folge derselben Herz-Kreislauf-Erkrankung mit vergleichbaren Ursachen, wobei sich das Geschehen entweder am Herz oder am Gehirn abspielt. Der Hirnschlag wird auch als Schlaganfall bezeichnet. Viele Menschen stellen sich darunter eine durch Platzen eines Gefäßes bedingte Blutung in das Gehirn mit Lähmungen, Ausfall der Sprache und lebenslanger Pflegebedürftigkeit vor. Dies stimmt jedoch für die meisten Schlaganfälle in mehrfacher Hinsicht nicht. Zunächst einmal ist – auch bei hohem Blutdruck – eine verminderte oder Mangeldurchblutung durch teilweise oder vollständige Verstopfung eines Blutgefäßes rund fünfmal häufiger als eine Blutung in das Gehirn. Aber auch die Auffassung, wonach ein Schlaganfall zwangsläufig zu Lähmungen und Sprachverlust und damit zur Pflegebedürftigkeit führt, ist falsch.

»Den« Schlaganfall gibt es nicht. Es kann zu einer Minderdurchblutung oder Einblutung kommen, und die Beschwerden können vorübergehend sein oder lebenslang anhaltende Schäden hinterlassen. Es gibt also eine Vielzahl unterschiedlicher Schlaganfälle, die sich sowohl in ihren Ursachen als auch Mechanismen und Ausdehnungen unterscheiden. Bei einem Menschen ist die Ursache zum Beispiel eine Einengung einer Halsschlagader mit Minderdurchblutung großer Hirnabschnitte, bei einem anderen Betroffenen liegt ein vom Herz in eine Arterie des Gehirns verschlepptes Blutgerinnsel zugrunde, und bei einem Dritten kommt es schließlich zu einer Blutung in das Gehirn. Der Begriff Schlaganfall stammt aus einer Zeit, als es noch nicht möglich war, diese Unterformen zuverlässig zu erkennen. Dies ist erst seit Mitte der siebziger Jahre durch die Einführung der Computertomographie der Fall, also seit weniger als 20 Jahren.

Heute benutzen viele Ärzte den Begriff Schlaganfall wegen seiner Ungenauigkeit zunehmend weniger und sprechen statt dessen vom Hirninfarkt, wenn es durch eine Minderdurchblutung des Gehirns zu einem Absterben von Gewebe kommt. Diesem »weißen« Schlaganfall wird der »rote« Schlaganfall mit den verschiedenen Formen von Blutungen im Kopf gegenübergestellt (in erster Linie die Hirnblutung bei hohem Blutdruck und die sogenannte Subarachnoidalblutung nach Einreißen einer Gefäßmißbildung an der Gehirnoberfläche, daneben auch die nachträgliche Einblutung in einen »weißen« Schlaganfall).

Wie häufig ist ein Schlaganfall?

Schlaganfälle sind sehr häufig und nach wie vor hinter Herzkrankheiten und Krebs die dritthäufigste Todesursache. Die meisten Leser werden einen oder mehrere betroffene Menschen kennen.

Für die Angaben zur Häufigkeit einer Krankheit gibt es verschiedene Möglichkeiten und Begriffe:

1. Die Zahl von Neuerkrankungen in einem bestimmten Zeitraum (meist einem Jahr) wird als *Inzidenz* bezeichnet. Bezieht man diese Zahl auf einen bestimmten Teil der Bevölkerung (meist 100 000 Menschen), ergibt sich die *Inzidenzrate*. Die jährliche Inzidenzrate von Schlaganfällen wird in den westlichen Industrieländern für alle Altersklassen zusammengenommen auf fast 200 pro 100 000 Menschen und Jahr geschätzt. Bei rund 80 Millionen Einwohnern sind dies in Deutschland etwa 150 000 neue Schlaganfälle pro Jahr. In Österreich ergeben sich rund 14 000 und in der Schweiz zirka 12 000 neue Schlaganfälle pro Jahr.

Parallel zum Ansteigen des durchschnittlichen Lebensalters wird es in den nächsten Jahrzehnten zu einer weiteren Zunahme kommen. Wird noch berücksichtigt, daß viele leichte Schlaganfälle nicht als solche erkannt werden und in keine Statistik eingehen, so dürfte die tatsächliche Zahl an Durchblutungsstörungen des Gehirns noch viel höher liegen. Für die nur Minuten bis Stunden anhaltenden transitorischen ischämischen Attacken (= TIA) als wichtigste Vorboten eines Schlaganfalls wird von einer Häufigkeit von nochmals rund 50 pro 100 000 Menschen und Jahr ausgegangen.

2. Die Zahl der zu einem bestimmten Zeitpunkt von einer Störung oder Krankheit betroffenen Menschen wird als *Prävalenz* bezeichnet. Sie wird neben der Zahl an Neuerkrankungen durch die Krankheitsdauer bestimmt. Nur rund jeder vierte

Wie häufig ist ein Schlaganfall? 5

bis fünfte Schlaganfall führt innerhalb eines Monats zum Tod, der überwiegende Teil wird oft viele Jahre überlebt. Die Prävalenz von Schlaganfällen wird in Deutschland zur Zeit auf rund 600 Betroffene pro 100 000 Einwohner und damit auf insgesamt 450 000 bis 650 000 Menschen geschätzt. In Österreich sind dies 50 000 und in der Schweiz 40 000 Menschen. Die Prävalenz von TIAs beträgt zusätzlich rund 150 pro 100 000 Menschen der Gesamtbevölkerung.

3. Die Zahl an sogenannten Rezidiven oder erneut auftretenden Erscheinungen derselben Krankheit in einem bestimmten Zeitraum (meist einem Jahr) bei einem bestimmten Teil der Bevölkerung (meist 100 000 Menschen) wird als *Rezidivrate* (Wiederholungshäufigkeit) bezeichnet. Die jährliche Rezidivrate von Schlaganfällen war in einer amerikanischen Untersuchung für 45–64jährige mit 1800 bis 3700 pro 100 000 Menschen mit bereits früher erlittener Durchblutungsstörung des Gehirns für diese »Risikogruppe« etwa 15mal so hoch wie für Gleichaltrige ohne frühere Ereignisse. Bei über 65jährigen Menschen beträgt die Rezidivrate etwa das 10fache »normale« Risiko.

4. Die Wahrscheinlichkeit, mit der ein Mensch überhaupt oder in einem bestimmten Lebensabschnitt eine Krankheit bekommt, wird als *Morbiditätsrisiko* (Erkrankungsrisiko) bezeichnet. Es wird geschätzt, daß mindestens fünf Prozent der über 65jährigen Menschen, zehn Prozent der 75jährigen und mehr als zwanzig Prozent der über 85jährigen von Durchblutungsstörungen des Gehirns betroffen sind. Rechnerisch beträgt das Risiko für jeden Menschen, der das 50. Lebensjahr erreicht hat, bis zu seinem Lebensende einen Schlaganfall zu erleiden, etwa ein Prozent pro Jahr.

Wer kann von einem Schlaganfall betroffen werden?

Im Prinzip kann jeder Mensch von einem Schlaganfall betroffen werden, vom Neugeborenen bis zum Greis. Allerdings stellen Schlaganfälle in der Kindheit und im jugendlichen Erwachsenenalter eine große Ausnahme dar. Der mit Abstand wichtigste Risikofaktor für Schlaganfälle besteht im zunehmenden Lebensalter.

Dennoch sind Schlaganfälle keine Alterskrankheit, die es ebenso wie einen zunehmenden Verschleiß der Gelenke oder des Gebisses einfach hinzunehmen gilt. Selbst bei Neugeborenen können aufgrund von Gefäßfehlbildungen, Venenthrombosen oder Hirnblutungen im Rahmen der Geburt bereits Schlaganfälle auftreten. Bei Kindern sind Herzfehler und Bluterkrankungen häufigste Ursache, bei jugendlichen Erwachsenen Herzfehler und Unfälle sowie seltene angeborene Besonderheiten des Gefäßsystems, die sich oft erst mit einer gewissen Verzögerung bemerkbar machen.

Die weitaus meisten Schlaganfälle treten zwischen dem 65. und 85. Lebensjahr auf. Das heißt nicht, daß das Risiko jenseits des 85. Lebensjahres wieder geringer würde. Dies ist nur absolut gesehen der Fall, also bei alleiniger Betrachtung der Anzahl erkrankter Menschen. Relativ gesehen, also bei Berücksichtigung der Zahl noch lebender Menschen in der jeweiligen Altersgruppe, nimmt die Häufigkeit von Schlaganfällen jenseits des 85. Lebensjahres weiter stark zu. Nach dem 60. Lebensjahr verdoppelt sich die relative Häufigkeit von Schlaganfällen etwa alle zehn Jahre.

Was sind die wichtigsten Formen und Ursachen sowie Risikofaktoren für Schlaganfälle?

Die wichtigsten Schlaganfallformen bestehen in zerebralen Ischämien bzw. Hirninfarkten, Hirnblutungen und Subarachnoidalblutungen. Demgegenüber sind sonstige Formen wie Sinusthrombosen oder Gefäßentzündungen sehr selten.

Zerebrale Ischämie heißt Minder- oder Mangeldurchblutung des Gehirns und ist der Oberbegriff für alle Durchblutungsstörungen, bei denen es zu einer vorübergehend oder dauerhaft verminderten Blutversorgung des Gehirns kommt. Weil das Auftreten einer Ischämie nicht zwangsläufig bedeutet, daß es auch zu Beschwerden kommt, wird manchmal auch von einem ischämischen Insult (Insult = plötzlich eintretendes Ereignis) gesprochen. Es kann sich um allgemeine, das ganze Hirn betreffende, oder umschriebene Durchblutungsstörungen handeln. Ein ischämischer Insult mit nur vorübergehenden Beschwerden wird bei einer Dauer bis zu 24 Stunden als transitorische ischämische Attacke (TIA) und bei einer längeren Dauer als prolongiertes oder partiell reversibles ischämisches neurologisches Defizit (PRIND) bezeichnet. Insulte mit bleibenden Störungen sind Hirninfarkte.

Eine Hirnblutung ist eine Blutung in das Innere des Gehirns. Hirnblutungen werden im medizinischen Sprachgebrauch auch Hämatome oder Hämorrhagien genannt. Die Betroffenen haben im Vergleich zu den anderen Schlaganfallformen meist einen ungünstigeren Verlauf. Blutungsquelle sind bei sogenannten hypertonen Massenblutungen durch hohen Blutdruck veränderte Arterien in der Tiefe des Gehirns und bei sogenannten Angiomblutungen Gefäßfehlbildungen innerhalb des Gehirns. Daneben gibt es Einblutungen in Tumoren oder Blutungen bei Gerinnungsstörungen.

Eine Subarachnoidalblutung (SAB) ist eine Blutung in den schmalen Raum zwischen der weichen Hirnhaut und Gehirnoberfläche, also nicht in das Gehirn selbst. Die Vorsilbe »Sub« heißt unter, und die Arachnoidea ist ein Teil der weichen Hirnhaut. Allerdings kann es bei Subarachnoidalblutungen vorkommen, daß sich Blut von der Oberfläche in das weiche Gehirngewebe »hineinwühlt« oder daß es im Verlauf durch Komplikationen zu zusätzlichen Hirninfarkten kommt.

Andere Schlaganfallformen kommen u. a. bei Sinusthrombosen und Gefäßentzündungen vor. Eine Sinusthrombose ist eine Thrombose der sogenannten Hirnsinus, der großen und von harter Hirnhaut umgebenen venösen Blutgefäße an der Gehirnoberfläche, die häufig mit einer Thrombose auch tiefer liegender Venen im Gehirn vergesellschaftet ist. Wie bei Gefäßentzündungen finden sich häufiger gleichzeitig Blutungen und Infarkte.

Rund 80 % aller Schlaganfälle sind Ischämien, beruhen also auf einer verminderten Durchblutung von Hirnabschnitten (Abb. 1). Rund 20 % sind Blutungen, dabei rund 15 % intrazerebrale Blutungen (Blutungen in das Hirngewebe) und 5 % Subarachnoidalblutungen (Blutungen in die weichen Hirnhäute).

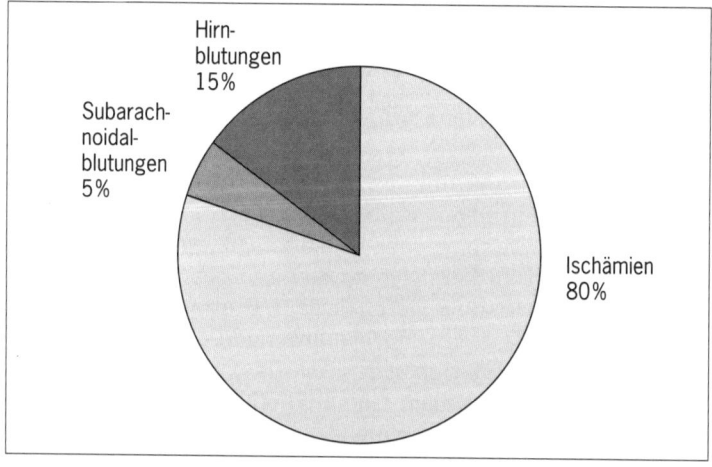

Abb. 1 Die wichtigsten Schlaganfallformen

Die häufigsten Ursachen von Schlaganfällen sind die sogenannte Arteriosklerose und Herzkrankheiten. Die wichtigsten Auswirkungen der Arteriosklerose bestehen im Auftreten von sogenannten Plaques und Stenosen (Einengungen), die wichtigsten Auswirkungen von Herzkrankheiten im Ausstreuen von Blutgerinnseln als Embolien in zum Gehirn führenden Adern, die sie dann verstopfen können.

Risikofaktoren für einen Schlaganfall sind unter anderem ein hohes Lebensalter, ein erhöhter Blutdruck, Rauchen oder eine Zuckerkrankheit. Daneben spielen auch Übergewicht, Fettstoffwechselstörungen oder ein Mangel an körperlicher Aktivität eine Rolle. Genauso, wie es in der Gruppe mit den Risikofaktoren Menschen gibt, die keinen Schlaganfall bekommen, gibt es in der Gruppe ohne Risikofaktoren welche, bei denen dennoch ein Schlaganfall auftritt.

Ursachen und Risikofaktoren gehen zwangsläufig ineinander über. So kann Vorhofflimmern bei einem Betroffenen Ursache eines bereits eingetretenen Hirninfarkts sein, während es bei einem anderen Menschen ebenfalls seit Jahren bekannt ist, bislang aber nicht zu Problemen geführt hat. Daher ist das Vorhofflimmern in diesem Fall nur ein Risikofaktor.

Wo kann man sich über den Schlaganfall erkundigen?

Natürlich hat jeder Betroffene zunächst einmal die Möglichkeit, sich bei seinem Hausarzt, Internisten oder gegebenenfalls auch Neurologen beziehungsweise Nervenarzt über den Schlaganfall zu erkundigen. Der Hausarzt oder Internist ist schon deswegen ein guter Ansprechpartner, weil er den Betroffenen in seiner Gesamtheit kennt und beispielsweise auch über seinen Blutdruck, Herzkrankheiten und andere gesundheitliche Besonderheiten informiert ist, die im Zusammenhang mit einem Schlaganfall von Bedeutung sein können.

Die Krankenkassen sind in Deutschland gesetzlich dazu verpflichtet, ihre Mitglieder über gesundheitliche Gefahren und Risiken zu informieren. Beispielsweise ist bei den Geschäftsstellen der Allgemeinen Ortskrankenkassen (AOK) kostenlos eine kurzgefaßte Broschüre mit den wichtigsten Informationen über Schlaganfälle und die Möglichkeiten ihrer Verhütung erhältlich. Eine Reihe von allgemeinverständlich geschriebenen Büchern sind im Literaturverzeichnis (S. 152) aufgeführt.

In Deutschland wurde vor wenigen Jahren mit wesentlicher Unterstützung der Verlagsgruppe Bertelsmann eine sehr erfolgreiche Initiative ins Leben gerufen, die schließlich zur Gründung der »Stiftung Deutsche Schlaganfall-Hilfe« führte. Diese Stiftung hat ein breites Netz von inzwischen fast 100 sogenannten ärztlichen Regionalbeauftragten für sich gewinnen können, die gemeinsam mit Krankenkassen und anderen Verbänden regelmäßig Fort- und Weiterbildungsveranstaltungen sowohl für Ärzte als auch für Betroffene durchführen und vor Ort als Ansprechpartner zur Verfügung stehen. Deren Adressen als auch diejenigen eines im Aufbau befindlichen bundesweiten Netzes von Selbsthilfegruppen können bei der Stiftung angefordert werden.

Stiftung Deutsche Schlaganfall-Hilfe
Carl-Bertelsmann-Straße 256
33311 Gütersloh
Telefon (05241) 97700
Telefax (05241) 702071

Abkürzungsverzeichnis

A.
Arteria, Arterie (Schlagader)

AABT
Aachener-Aphasie-Bedside-Test

AAK
Antigen-Antikörper-Komplex

AAT
Aachener-Aphasie-Test

ACA
Arteria cerebri anterior; vordere Hirnarterie

ACE
1. Arteria carotis externa; äußere Halsschlagader,
2. Acetylcholinesterase,
3. englisch: angiotensin converting enzyme (Angiotensin-Umwandlungs-Enzym)

ACh
Acetylcholin

AChE
Acetylcholinesterase

ACI
Arteria carotis interna (innere Halsschlagader)

AICA
englisch: anterior inferior cerebellar artery (vordere untere Kleinhirnarterie)

ACM
Arteria cerebri media (mittlere Hirnarterie)

ACP
Arteria cerebri posterior (hintere Hirnarterie)

ACVB
englisch: aorto-coronary venous bypass (aorto-koronarer venöser Bypass)

ADL
englisch: activities of daily living (Alltagstätigkeiten)

AE(H)P
akustisch evozierte (Hirnstamm-) Potentiale

AER
Arm(muskel)-Eigenreflex(e)

AGM
Anschlußgesundheitsmaßnahme

AHB
Anschlußheilbehandlung

AIDS
englisch: Aquired Immune Deficiency Syndrome (erworbenes Immunschwächesyndrom)

AK
Antikoagulation

AL(A)T
Alanin-Aminotransferase (= SGPT)

AP
alkalische Phosphatase

AS(A)T
Aspartat-Aminotransferase (= SGOT)

ASR
Achillessehnenreflex

ASS
Azetylsalizylsäure

AT
1. Antithrombin (AT),
2. Autogenes Training

AU
Arbeitsunfähigkeit

Auto-AK
Autoantikörper

AV
1. arteriovenös,
2. atrio-ventrikulär

AV-Block
atrio-ventrikulärer Block

AVK
arterielle Verschlußkrankheit

AVM
arteriovenöse (Gefäß-) Malformation

AZ
Allgemeinzustand

BAEP
englisch: brainstem auditory evoked potentials (akustisch evozierte [Hirnstamm-] Potentiale)

BDR
Bauch-Decken-Reflex(e)

BER
Bein(-muskel)-Eigenreflex(e)

BfA
Bundesversicherungsanstalt für Angestellte

BfArM
Bundesinstitut für Arzneimittel und Medizinprodukte; Vorgängerbehörde = BGA

BGA
Bundesgesundheitsamt; inzwischen aufgelöste Behörde in Deutschland, die früher u. a. für die Zulassung von Medikamenten verantwortlich war; Nachfolgebehörde = BfArM

BHR
Bauch-Haut-Reflex(e)

BHS
Blut-Hirn-Schranke

BKS
Blutkörperchensenkungsgeschwindigkeit

B(L)R
Blinkreflex, Blinzelreflex

BMI
englisch: body mass index; Körpermassenindex (Körpergewicht in Beziehung zur Körpergröße)

BSG
Blutkörperchensenkungsgeschwindigkeit

BSHG
Bundessozialhilfegesetz

BSR
Bizeps-Sehnen-Reflex

BWK
Brustwirbelkörper

BWS
Brustwirbelsäule

Ca
Karzinom, Krebs

CAT
englisch: computerized axial tomography (Computertomographie; CT)

CBF
englisch: cerebral blood flow (Hirndurchblutung)

C(C)T
englisch: computerized (cranial) tomography (Computertomographie [des Schädels])

Ch
Charrière, Maßeinheit für den Durchmesser von Sonden und Kathetern; ein Charrière entspricht 1/3 mm

CITS
englisch: cerebral infarction with transient signs (Hirninfarkt mit nur vorübergehenden Beschwerden)

CO_2
Kohlendioxid

C(P)K
Kreatin(phosphofrukto)kinase; Muskelenzym, das z. B. nach einem Herzinfarkt im Blut in erhöhter Konzentration nachweisbar ist

C(P)K-MB
Kreatin(phosphofrukto)kinase vom Herztyp

CR
englisch: corneal reflex; Kornealreflex

CRP
C-reaktives Protein

c/s
englisch: cycles per second; im EEG: Wellen pro Sekunde

CT
Computertomographie

CVA
englisch: cerebrovascular accident (Schlaganfall)

CW-Doppler
englisch: continous wave-Doppler (Dopplergerät mit kontinuierlich ausgesandten und empfangenen Wellen)

DBS
Durchblutungsstörung

DD
Differentialdiagnose

DK
Dauerkatheter

dl
Deziliter (= 100 ml)

DSA
digitale Subtraktionsangiographie

E
Einheit(en)

EC/IC
englisch: extracranial/intrakranial (extra/intrakraniell)

EEG
Elektroenzephalographie bzw. Elektroenzephalogramm

EIA
extra-intrakranielle Anastomose

EIAB
extra-intrakranieller arterieller Bypass

EKG
Elektrokardiographie bzw. Elektrokardiogramm

EMG
Elektromyographie bzw. Elektromyogramm

ENG
Elektronystagmographie bzw. Elektronystagmogramm

EP
evozierte Potentiale

EU
Erwerbsunfähigkeit

EZ
Ernährungszustand

FAEP
frühe akustisch evozierte Potentiale

FDA
englisch: Food and Drug Administration; in den USA für die Zulassung von Medikamenten verantwortliche Behörde

FFV
Finger-Finger-Versuch

FMD
fibromuskuläre Dysplasie

fMRT
funktionelle Magnetresonanztomographie

FNV
Finger-Nase-Versuch

FSME
Frühsommer-Meningoenzephalitis

GABA
englisch: gamma amino butyric acid (Gamma-Aminobuttersäure)

γ-GT
Gamma-Glutamyl-Transpeptidase

GdB
Grad der Behinderung

Gd-DTPA
Gadolinium-Diethylentriaminpentaacetat; Kontrastmittel für die Magnetresonanztomographie

GeJo
Gehirnjogging

GKV
gesetzliche Krankenversicherung

GOT
Glutamat-Oxalat-Transaminase, siehe auch SGOT; neue Bezeichnung AS(A)T

GPT
Glutamat-Pyruvat-Transaminase, siehe auch SGPT; neue Bezeichnung AL(A)T

GRV
gesetzliche Rentenversicherung

HAES
Hydroxy-Aethyl-Stärke

HAT
heparinassoziierte Thrombopenie

HAWIE
Hamburg-Wechsler-Intelligenztest für Erwachsene

Hb
Hämoglobin

Hb-A1
glykosyliertes Hämoglobin

Hc
Hämatokrit

HDL
englisch: high density lipoprotein (Lipoprotein hoher Dichte)

Hg
Quecksilber (z. B. als Maß für den Blutdruck in mm Höhe einer Quecksilbersäule)

HITS
englisch: high intensity transient signal (kurzes Signal hoher Intensität)

Hk
Hämatokrit

HOPS
hirnorganisches Psychosyndrom

HWK
Halswirbelkörper

HWS
Halswirbelsäule

ia (i. a.)
intraarteriell

ICD
englisch: international classification of diseases (internationale Einteilung von Krankheiten; wird von der Weltgesundheitsbehörde WHO herausgegeben [derzeit ist die 10. Version = ICD 10 gültig]); Schlaganfälle haben die ICD-Nummern 430 bis 437

ICP
englisch: intracranial pressure (intrakranieller Druck, Druck innerhalb des Kopfes)

IE (I.E.)
Internationale Einheiten, z. B. bei der Dosis von Medikamenten

Ig
Immunglobulin

IgG
Immunglobulin G

IgM
Immunglobulin M

im (i. m.)
intramuskulär

INO
internukleäre Ophtalmoplegie

INR
englisch: international normalized ratio (internationale normalisierte Verhältniszahl; Maß für die Einstellung einer medikamentösen Hemmung der Blutgerinnung)

IQ
Intelligenzquotient

IU (I.U.)
englisch: international units (internationale Einheiten)

iv (i. v.)
intravenös

kg
Kilogramm

KG
1. Körpergewicht,
2. Krankengymnastik,
3. Kraftgrad

KHK
koronare Herzkrankheit

KM
Kontrastmittel

KST
Kernspintomographie (= Magnetresonanztomographie; MRT)

LDL
englisch: low density lipoprotein (Lipoprotein niedriger Dichte)

LE
Lupus erythematodes

LP
Lumbalpunktion

LU
Liquoruntersuchung

LVH
linksventrikuläre Hypertrophie

LWK
Lendenwirbelkörper

LWS
Lendenwirbelsäule

MAO
Mono-Amino-Oxidase

MCV
englisch: mean corpuscular volume (mittleres Volumen von Erythrozyten)

MdE
Minderung der Erwerbsfähigkeit

MDK
Medizinischer Dienst der Krankenkassen

MEP
motorisch evozierte Potentiale

MER
Muskeleigenreflex(e)

mg
Milligramm (tausendstel Gramm)

mg/dl
Milligramm pro Deziliter (tausendstel Gramm pro zehntel Liter)

MID
Multiinfarktdemenz

MKP
Mitralklappenprolaps

MKV
Mitralklappenvorfall

ml
Milliliter

MR
Masseterreflex

MRA
Magnetresonanzangiographie

MRI
englisch: magnetic resonance imaging (Magnetresonanztomographie [MRT])

MRS
Magnetresonanzspektroskopie

MRT
Magnetresonanztomographie

N
lateinisch: Nervus, Nerv

NaCl
Natriumchlorid, Kochsalz

NAW
Notarztwagen

NGF
englisch: nerve growth factor (Nervenwachstumsfaktor)

NLG
Nervenleitgeschwindigkeit

NMDA
N-Methyl-D-Aspartat

NMR
nukleare Magnetresonanztomographie (= Magnetresonanztomographie, MRT)

NO
Stickstoffmonoxid

NRS
englisch: Neurological Rating Scale (Beurteilungsskala neurologischer Ausfälle)

NSE
neuron-spezifische Enolase

O$_2$
Sauerstoff

OB
oligoklonale Bande(n)

PAF
plättchenaktivierender Faktor

P 300
nach 300 Millisekunden auftretendes (spätes) evoziertes Potential

PEG
perkutane, endoskopisch kontrollierte Gastrostomie

PET
Positronenemissionstomographie

PICA
englisch: posterior inferior cerebellar artery (hintere untere Kleinhirnarterie)

PLP
Proteolipidprotein

PMR
Palmo-Mental-Reflex

PNF
propriozeptive neuromuskuläre Fazilitation

PNP
Polyneuropathie

PNS
peripheres Nervensystem

POS
psychoorganisches Syndrom

PRIND
prolongiertes / partiell reversibles ischämisches neurologisches Defizit

PTA
perkutane transluminale Angioplastie

pTT/PTT
englisch: partial thromboplastin time (partielle Thromboplastinzeit)

rCBF
englisch: regional cerebral blood flow (regionale Hirndurchblutung)

REM
englisch: rapid eye movements (Schlafphase mit schnellen Augenbewegungen)

RIND
reversibles ischämisches neurologisches Defizit

RR
Blutdruck, nach der Methode von Riva-Rocci (italienischer Arzt) gemessen

rTPA
englisch: recombinant tissue plasminogen activator (rekombinant [gentechnisch hergestellter] Gewebs-Plasminogenaktivator)

SAB
Subarachnoidalblutung

SAE
   subkortikale arteriosklerotische Enzephalopathie

s. c.
   subkutan

SCA
   englisch: superior cerebellar artery (obere Kleinhirnarterie)

SEP
   somatosensibel evozierte Potentiale

SFK
   suprapubischer Fistelkatheter

SGB
   Sozialgesetzbuch

SGOT
   Serum-Glutamat-Oxalat-Transaminase; neue Bezeichnung AS(A)T

SGPT
   Serum-Glutamat-Pyruvat-Transaminase; neue Bezeichnung AL(A)T

SHT
   Schädel-Hirn-Trauma

SLE
   systemischer Lupus erythematodes

SOP
   Subokzipitalpunktion

SSEP
   somato-sensibel evozierte Potentiale

TAH
   Thrombozytenaggregationshemmer

TCD
   englisch: transcranial Doppler sonography (transkranielle Dopplersonographie)

TEA
   Thrombendarteriektomie

TEE
   englisch: trans-esephageal echocardiography (transösophageale Echokardiographie)

TENS
   englisch: transcutaneous electrical nerve stimulation (transkutane elektrische Nervenstimulation)

TFH
   Thrombozytenfunktionshemmer

TGA
   transiente (transitorische) globale Amnesie

TIA
   transitorische ischämische Attacke

TMB
   englisch: transient monocular blindness (vorübergehende einseitige Erblindung)

TPA
   englisch: tissue plaminogen activator (Gewebs-Plasminogenakti-vator)

TPZ/TZ
   Thromboplastinzeit

UBO
   englisch: unidentified bright objects (nicht näher charakterisierte helle Objekte oder Flecken); bei der Magnetresonanztomographie für unklare

Veränderungen verwandter Begriff

UEI
englisch: Upper Extremity Index (Verfahren zur standardisierten Erfassung der Gebrauchsfähigkeit der oberen Extremitäten bzw. Arme)

UKG
Ultraschallkardiogramm, Ultraschallkardiographie

VDR
1. Verband der Rentenversicherungsträger,
2. englisch: venereal disease reaction (Untersuchung auf Geschlechtskrankheiten, speziell Syphilis)

VEP
visuell evozierte Potentiale

WHO
englisch: World Health Organization (Weltgesundheitsorganisation)

WMS
englisch: Wechsler-Memory-Scale (Wechsler-Gedächtnis-Skala zur Testung des Gedächtnisses)

WMS-R
englisch: Wechsler-Memory-Scale revised (überarbeitete Wechsler-Gedächtnis-Skala zur Testung des Gedächtnisses)

ZDL
Zivildienstleistender

ZNS
Zentralnervensystem

ZVD
zentraler Venendruck

ZVI
1. zerebrovaskuläre Insuffizienz,
2. zerebrovaskulärer Infarkt,
3. zerebrovaskulärer Insult

Fremd- und Fachwörtererklärung

A

a-/an-
Vorsilbe mit verneinender Bedeutung, z. B. Agnosie, Anosmie etc.

Aachener-Aphasie-Bedside-Test (AABT)
Kurzfassung des Aachener-Aphasie-Tests zur Untersuchung von Aphasien (siehe dort) in der Akutphase von Krankheiten, z. B. in den ersten Tagen nach einem Schlaganfall

Aachener-Aphasie-Test (AAT)
Test zur genauen Erfassung und Einordnung von Aphasien (siehe dort)

Abasie
Gehunfähigkeit

Abduktion
Wegführen eines Körperteils (einer Gliedmaße) vom Körper

Abduzensparese
Lähmung der vom Abduzensnerv (= 6. Hirnnerv; siehe auch dort) versorgten Augenmuskeln, die für eine Bewegung der Augen nach außen verantwortlich sind

Abhängigkeit
körperliche oder psychische Gewöhnung, z. B. an das Trinken von Alkohol oder die Einnahme eines Medikaments mit dem Bedürfnis nach weiterer Zufuhr

Ableitung
1. Messung und Aufzeichnung von bioelektrischen Potentialen oder Spannungen mittels Elektroden, z. B. beim EEG oder EKG oder z. B. mittels evozierter Potentiale (siehe dort); 2. Erfassung biophysikalischer Signale mittels spezieller Meßfühler, z. B. der Körpertemperatur

abnorm
nicht normal, z. B. Verhalten oder Laborbefund

abortiv
verkürzt verlaufend; bei Schlaganfällen z. B. im Sinne einer kurzen transitorisch ischämischen Attacke (TIA; siehe dort)

abrupt
plötzlich, unvermittelt, zusammenhanglos

absolute Arrhythmie
völlige Unregelmäßigkeit; beim Herzschlag: unregelmäßiges Zusammenziehen der Herzkammern, die dadurch nicht mehr ausreichend mit Blut gefüllt werden und ihre Pumpfunktion verlieren können (siehe auch Vorhofflimmern)

Abstinenz
Fernhalten von, Nichtgebrauch (z. B. Alkohol)

Abulie
Apathie, willenloser Zustand ohne Initiative und Spontaneität bei erhaltenem Bewußtsein

Abusus
Mißbrauch, übermäßige Einnahme (z. B. von Alkohol, Drogen oder Medikamenten)

ACE-Hemmer
Hemmer des Angiotensin-Umwandlungsenzyms (englisch: angiotensin converting enzyme), das bei seiner Ausschüttung ein Zusammenziehen der Arterien und damit eine Blutdruckerhöhung bewirkt (siehe auch Angiotensin)

Acetylsalicylsäure (ASS)
Schmerz- und Fiebermittel; wirkt auch als Thrombozytenfunktionshemmer (siehe dort) und wird zur Vorbeugung von Durchblutungsstörungen des Herzens und Gehirns eingesetzt

Achillessehne
Fersensehne

Achillessehnenreflex
Reflex des Wadenmuskels, bei dem es durch Schlag auf die Achillessehne an der Ferse zur Bewegung des Fußes nach unten kommt

Achromatopsie
Verlust des Farbsinns

activities of daily living (ADL)
englisch: Alltagsaktivitäten; Einstufung der Fähigkeit bzw. Behinderung bei der Durchführung alltäglicher Verrichtungen (Tab. 1, S. 25)

Adams-Stokes-Anfall (auch Morgagni-Adams-Stokes-Anfall)
Bewußtlosigkeit aufgrund einer Minderdurchblutung des Gehirns bei Herzrhythmusstörungen durch ausgeprägten atrioventrikulären (AV-) Block (siehe auch dort)

Adaptation
Anpassung

adaptieren
(sich) anpassen

adäquat
angemessen, entsprechend; z. B. Verhaltensweisen oder die Auswahl und Dosierung eines Medikaments

additiv
zusätzlich, sich addierend

Adduktion
Heranführen eines Körperteils (einer Gliedmaße) an den Körper

Aderlaß
Abnehmen von viel Blut (mindestens einem halben Liter) aus einer Vene; Blutverdünnung mit nachfolgender Flüssigkeitsauffüllung entweder aus den Reserven des Körpers (z. B. Wasser in Geweben) oder durch eine Infusion

adipös
übergewichtig, fettleibig

Adipositas
Übergewicht, Fettleibigkeit (Körpergewicht 20 % über Normalgewicht)

Adjuvans
unterstützend eingesetztes Mittel; Stoff oder Arzneimittel, das die Wirkung eines anderen unterstützt

adjuvante Therapie
unterstützende Behandlung

Adrenalin
Hormon der Nebenniere, das u. a. den Blutdruck steigert und viele Stoffwechselvorgänge anregt

adrenokortikotropes Hormon (ACTH)
im Vorderlappen der Hypophyse (siehe dort) gebildetes Hormon, das die Nebennierenrinde zur Bildung von Kortikoiden anregt; andere Bezeichnung = Corticotropin

Adynamie
Antriebslosigkeit, Schwunglosigkeit, Kraftlosigkeit

Affekt
Gefühlswallung, stark ausgeprägtes Gefühl (angenehm oder unangenehm) wie Freude oder Angst; langdauernder Affekt = Stimmungslage

Affektinkontinenz
fehlende Kontrolle von Gefühlsäußerungen oder Auftreten von Stimmungsänderungen ohne erkennbaren Grund; z. B. unangemessenes Lachen oder Weinen

Affektion
Befall, z. B. eines Organs von einer entzündlichen Krankheit

affektiv
gefühlsmäßig, stimmungsmäßig

Affektlabilität
leichte Beeinflußbarkeit von Stimmungen und Gefühlsäußerungen mit raschen und starken Schwankungen

afferent
zuführend; z. B. zum Gehirn führende Nervenbahnen

Afferenzen
zuführende, zum Gehirn führende Nervenbahnen

Affinität
Zuneigung, Bindungsstärke; z. B. von Medikamenten an Rezeptoren (Bindungsstellen)

Affolter-Methode
Behandlungsansatz in der Ergotherapie (siehe dort) und Krankengymnastik zur Verbesserung der Aufnahme und Verarbeitung von Informationen über die Umwelt; im Mittelpunkt stehen durch Alltagsaktivitäten vermittelte »Spürinformationen«

Ageusie
Geschmacklosigkeit, Verlust des Geschmackempfindens

Agglomeration
Ablagerung, Anhäufung

Aggravation
1. Verschlimmerung, 2. bewußtes Übertreiben von Krankheitszeichen

aggravieren
1. verschlimmern, 2. Krankheitszeichen bewußt übertreiben

Aggregation
Verklumpung, Anhäufung

Aggregationshemmer
Hemmstoffe einer Verklumpen, z. B. von Thrombozyten (Blutplättchen, siehe auch Thrombozytenfunktionshemmer)

Aggression
Gewalttätigkeit, Sammelbezeichnung für feindselige Handlungen

aggressiv
gewalttätig, feindselig

agitiert
ungenaue Bezeichnung für einen (krankhaft) erregten, ängstlichen, gereizten oder rastlosen Gemütszustand

Agitiertheit
ungenaue Bezeichnung für (krankhafte) Erregung, Ängstlichkeit, Gereiztheit oder Rastlosigkeit

Agnosie
Unfähigkeit des (Wieder-) Erkennens von Sinneswahrnehmungen trotz normaler Funktion der Sinnesorgane; siehe auch akustische Agnosie, visuelle Agnosie

Agonie
Stadium stark verminderter Lebensvorgänge kurz vor dem Tod

Agonist
1. Substanz (z. B. Überträgerstoff oder Medikament), die sich an eine Bindungsstelle (Rezeptor) bindet und diese stimuliert; führt in der Regel zur Verstärkung der natürlichen Wirkung, 2. Muskel, der gleichgerichtet zu einem anderen wirkt (z. B. Strecker und Beuger), 3. Medikament oder Substanz, dessen Wirkung eines bzw. einer anderen entspricht; Gegensatz: Antagonist (siehe dort)

Agoraphobie
Platzangst; Angst, allein über leere Plätze und Straßen zu gehen oder sich in der Öffentlichkeit zu bewegen

Agrammatismus
Störung des normalen Satzbaus mit verkürzten, einfachen Sätzen unter Weglassen von Satzteilen, Funktionswörtern und Beugungsendungen (»Telegrammstil«); kommt häufig bei expressiver oder Broca-Aphasie vor (Beispiel: Antwort auf die Frage nach dem Beruf: »Eh... Be..amter... Finanzamt... Darmstadt)

Agranulozytose
Fehlen der Granulozyten, einer ausgereiften Form weißer Blutkörperchen; kann z. B. als Nebenwirkung von Medikamenten vorkommen

Agraphie
Unfähigkeit, trotz normaler Funktion der Hand und normalem Denkvermögen zu schreiben

Akalkulie
Unfähigkeit zu rechnen (auch einfache Aufgaben mit Zahlen unter 100)

Akinese
Bewegungslosigkeit

Akkommodation
Anpassung, Einstellung eines Organs auf die zu erfüllende Aufgabe; z. b. die Einstellungsfähigkeit des Auges, (die u. a. durch Medikamente gestört werden kann)

Akkumulation
Anhäufung, Anreicherung

akral
Körper- und Gliedmaßenenden betreffend

Akren
Körperenden, z. B. Finger- und Zehenspitzen, Nase oder Kinn

Akrozyanose
Blauverfärbung von Fingern und Zehen aufgrund von Durchblutungsstörungen

Aktionsmyoklonus/Aktionsmyoklonie
bei einer Willkürbewegung zunehmende Unruhe und Zittern

aktivierende Pflege
Pflegekonzept im Rahmen der Rehabilitation (siehe dort) mit dem Ziel, bei den Betroffenen durch Aktivierung von bisher nicht genutzten Leistungsreserven nicht erkrankter Bereiche die Selbständigkeit zu fördern

Aktivität
Tätigkeit

Aktivitäten des täglichen Lebens (ATL)
englisch: acitivities of daily living (ADL); Alltagstätigkeiten (siehe Tab. 1)

Tab. 1 Aktivitäten des täglichen Lebens (ATL)

- wach sein und schlafen
- sich bewegen
- sich waschen und kleiden
- essen und trinken
- Körpertemperatur regulieren
- atmen
- sich sicher fühlen und verhalten
- Raum und Zeit gestalten
- arbeiten und spielen
- kommunizieren
- Kind – Frau – Mann sein
- Sinn finden im Werden – Sein – Vergehen

Aktivitätsmarker/
Aktivitätsparameter
veränderliche Größe zur Einschätzung einer Aktivität

Akupressur
aus der Akupunktur entwickelte Technik, bei der anstelle von Nadeln Druck angewandt wird

Akupunktur
Behandlungsform der traditionellen chinesischen Medizin, vorwiegend für verschiedene Schmerzzustände eingesetzt; Nachweise für eine Wirksamkeit von Akupunkturbehandlungen bei Durchblutungsstörungen des Gehirns liegen nicht vor

akustisch
das Hören bzw. Gehör betreffend

akustische Agnosie
Unfähigkeit des (Wieder-) Erkennens von Gehörtem (Geräusche, Musik etc.) trotz normaler Funktion der Ohren

akustisch evozierte Potentiale (AEP)
Folge von Spannungsschwankungen des EEGs, die durch Serien kurzer, über Kopfhörer dargebotener Geräusche ausgelöst werden; nach Ableitung oberhalb des Ohres durch die intakte Kopfhaut und elektronischer Verstärkung können diese Spannungsschwankungen verschiedenen Hirnstrukturen zugeordnet werden (meist werden nur die frühen akustisch evozierten Potentiale [= FAEP] abgeleitet, siehe auch dort)

akut
plötzlich einsetzend oder auftretend und meist von kürzerer Dauer, heftig verlaufend; Gegensatz: chronisch (siehe dort)

Akutphase
Zeit zu Beginn einer Krankheit mit meist stärksten Beschwerden und Ausfällen

Akuttherapie/Akutversorgung
Sofortbehandlung

Akzentuierung
Hervorhebung, Betonung, deutliches Sichtbarwerden

Alanin-Aminotransferase (AL[A]T)
Leberenzym (andere Bezeichnung: Serum-Glutamat-Pyruvat-Transaminase = SGPT); bei Leberentzündungen und -schädigungen erhöht (z. B. als Nebenwirkung von Medikamenten)

Albumin
Hauptgruppe wasserlöslicher Eiweißkörper im Blut und – in viel geringerer Konzentration – im Nervenwasser (Liquor, siehe dort), die unter anderem für den Transport von Medikamenten, Vitaminen und Stoffwechselprodukten zuständig ist

Alexie
Unfähigkeit, trotz erhaltenem Sehvermögen geschriebene Buchstaben oder Wörter zu erfassen und zu verstehen (lesen zu können)

Alexithymie
Unvermögen, Gefühle wahrzunehmen und in Worten auszudrücken

Algodystrophie
vielfältiges Beschwerdebild mit schmerzhafter Bewegungseinschränkung; andere Bezeichnungen: sympathische Reflexdystrophie, Sudeck-Syndrom; kommt als Komplikationen von Lähmungen besonders an den Händen vor

Algurie
schmerzhafte Harnentleerung

alimentär
mit der Ernährung zusammenhängend

Alkoholismus
Alkoholabhängigkeit, Trunksucht

Allergen
eine Allergie hervorrufender, in aller Regel körperfremder Stoff (z. B. Inhaltsstoff von Medikamenten)

Allergie
Überempfindlichkeitsreaktion gegen körperfremde Stoffe (= Allergene), z. B. gegenüber Medikamenten (meist in den ersten Wochen einer Behandlung und unabhängig von der Dosis auftretend) oder z. B. gegenüber Kontrastmitteln (siehe Kontrastmittelallergie)

allergisches Exanthem
Hautausschlag aufgrund einer Überempfindlichkeit gegen körperfremde Stoffe, z. B. Medikamente

Allopathie
Behandlungsprinzip der herkömmliche Heilkunde (»Schulmedizin«), gegen eine Krankheit ein ihrer Ursache entgegenwirkendes Mittel einzusetzen; Gegensatz: Homöopathie (siehe dort)

alpha-adrenerge Blocker
blutdrucksenkende Medikamente, die die Botschaften des Gehirns zum sogenannten autonomen oder vegetativen Nervensystem unterdrücken, das u. a. auch die Weite von Gefäßen kontrolliert

Alpha(α)-Aktivität
Teil der bioelektrischen Tätigkeit der Nervenzellen des Gehirns, der sich in einer EEG-Ableitung mit zwischen 8- und 13mal pro Sekunde auftretenden Wellen zeigt (= Alpha-Rhythmus oder Alpha-Wellen)

Alpha(α)-EEG
EEG mit Vorherrschen von Alpha-Wellen (= normales EEG)

Alteration
1. krankhafte Verschlimmerung eines Zustands, 2. Aufregung, Erregung

alternative Medizin
zusammenfassende Bezeichnung verschiedenartiger Entwicklungen außerhalb der an den Universitäten gelehrten sogenannten Schulmedizin, die u. a. Methoden wie Homöopathie oder Akupunktur beinhaltet; ein sicherer Nutzen einer begleitenden Behandlung mit Methoden der alternati-

ven Medizin ist für Durchblutungsstörungen des Gehirns bislang nicht nachgewiesen

alternierend
wechselnd, z. B. von einer Körperseite auf die andere oder von einem Tag zum anderen

Altgedächtnis
andere Bezeichnung für Langzeitgedächtnis

Altinsulin
rasch wirkendes Insulin zur Erniedrigung des Blutzuckers

Amaurose, Amaurosis
Erblindung, Sehunfähigkeit; kann ein Auge oder beide betreffen und verschiedenartige Ursachen haben

Amaurosis fugax
plötzlicher, sich innerhalb von Minuten bis Stunden vollständig zurückbildender Sehverlust auf einem Auge aufgrund einer Durchblutungsstörung; als transitorische ischämische Attacke (TIA, siehe auch dort) des Auges Warnzeichen für Hirninfarkt und Herzinfarkt

amaurotisch
mit einer Amaurose einhergehend

ambivalent
mehrdeutig, unentschlossen

ambulant
ohne Krankenhausaufnahme, nichtstationär

Ambulanz
1. Bereich eines Krankenhauses zur nichtstationären Betreuung, 2. Krankenwagen

Ameisenlaufen
umgangssprachliche Bezeichnung für Dysästhesien und Parästhesien (siehe auch jeweils dort)

Amenorrhoe
Ausbleiben der Menstruation

Aminosäure
Baustein von Eiweißstoffen; es gibt 20 verschiedene Aminosäuren, die sich zu unterschiedlich langen Ketten verknüpfen

Amnesie
Erinnerungslücke, Gedächtnisverlust für einen bestimmten Zeitabschnitt; Unfähigkeit, sich an etwas zu erinnern

amnestisch
erinnerungslos

amnestische Aphasie
Sprachstörung mit Wortfindungsstörungen (»Na du weißt schon, das Dingsda...«) und Satzabbrüchen bei ansonsten weitgehend erhaltenem Sprachfluß und Sprachverständnis; kommt bei Schlaganfällen häufiger besonders in der Rückbildungsphase vor; durch eine amnestische Aphasie wird die Verständigungsmöglichkeit meist nur unwesentlich erschwert

amnestische Episode
Krankheitsbild mit im Vordergrund stehender Gedächtnislücke für Minuten bis Stunden, wahrscheinlich aufgrund einer Durchblutungsstörung des Gehirns (siehe auch transiente globale Amnesie, TGA)

amnestisches Syndrom
»erinnerungsloses« Syndrom; Beschwerdebild mit vorübergehendem oder dauerhaftem Gedächtnisverlust

Amphetamine
im Gehirn erregend, leistungssteigernd wirkende Stoffe

Amplitude
maximaler Wert einer wechselnden Größe, z. B. eines Potentials (siehe dort)

Amyloid
schlecht lösliche Eiweiß-Zucker-Verbindung, die besonders bei der Alzheimer-Krankheit, daneben aber auch bei Gefäßkrankheiten im Alter, vermehrt im Gehirn abgelagert wird

Amyloid-Angiopathie
Gefäßerkrankung mit Ablagerung von Amyloid

anal
den Enddarm oder After betreffend

Analeptikum
(Mehrzahl: Analeptika)
herz- und kreislaufanregendes Mittel

Analgesie
Unempfindlichkeit gegenüber Schmerzreizen

Analgetikum
(Mehrzahl: Analgetika)
schmerzlinderndes oder -stillendes Mittel

analog
1. entsprechend, 2. in der Elektrotechnik: Größe, die in bestimmten Grenzen jeden Wert annehmen kann, wie z. B. der Zeigerausschlag auf einer Skala oder an einem Instrument

Analyse
Zergliederung von Tatbeständen, genaue Untersuchung und Bewertung (in der Medizin sowohl von Körperlichem als auch von Psychischem; siehe auch Psychoanalyse)

Anämie
Blutarmut mit Verminderung des roten Blutfarbstoffs (Hämoglobin, siehe dort), meist aufgrund einer Abnahme der roten Blutkörperchen (Erythrozyten)

Anamnese
Krankheitsvorgeschichte; besteht aus der Schilderung der Entwicklung der jetzigen und früheren Beschwerden sowie der erfolgten Untersuchungen und Behandlungen durch Betroffene (= Eigenanamnese) oder Angehörige bzw. Dritte (= Fremdanamnese)

anamnestisch
aufgrund der Krankheitsvorgeschichte

anaphylaktisch
mit einer allergischen Reaktion einhergehend

Anaphylaxie
akute allergische Reaktion

Anarthrie
Sprechunfähigkeit; Unfähigkeit zur Bildung von Lauten

Anästhesie
»Empfindungslosigkeit«, Gefühllosigkeit für Berührungs- und Schmerzreize; oft auch für Narkose oder Betäubung verwandt

Anastomose
angeborene oder erworbene bzw. operativ hergestellte Verbindung von zwei Hohlorganen, zum Beispiel von zwei Blutgefäßen; eine Anastomose wird auch bei der Überbrückung von Gefäßverschlüssen durch einen Bypass (siehe dort) hergestellt

Anatomie
Lehre vom normalen Bau und der Struktur des Körpers einschließlich seiner Organe und Gewebe

anatomisch
auf den Bau des Körpers und seiner Organe bezogen

Ancrod
Schlangengiftauszug, führt zur Erniedrigung von Fibrinogen (siehe dort) und Verbesserung der Hirndurchblutung; gegenwärtig laufen Untersuchungen zur Klärung, ob Ancrod zur Behandlung akuter Schlaganfälle geeignet ist

Aneurysma
Aussackung; umschriebene, ballon- oder sackförmige Aufweitung einer Arterie infolge einer angeborenen oder erworbenen Wandschwäche (Abb. 2); ein Platzen führt zur Subarachnoidalblutung (siehe dort)

Aneurysma dissecans
nach Gefäßverletzung oder ohne erkennbaren Grund (spontan) auftretender Einriß der Innenwand einer Arterie mit Ausbildung eines zweiten, »falschen« Lumens (Gefäßlichtung), das durch eine Vorwölbung nach innen zu einer Einengung oder einem Verschluß des »echten« Lumens führen kann; siehe auch Dissektion)

Anfall
plötzlich auftretende, vorübergehende Störung; meist gleichbedeutend für epileptischen Anfall benutzt, seltener auch für Ohnmacht, Schmerzattacke, Durchblutungsstörung des Gehirns und weitere Störungen

Angiitis
Entzündung eines Blutgefäßes

Angina pectoris
anfallsweise auftretendes, schmerzhaftes Engegefühl hinter dem Brustbein oder in der Herzgegend; ursächlich liegt oft eine Verengung der Herzkranzgefäße mit koronarer Herzkrankheit (KHK, siehe auch dort) vor

Angiographie
Gefäßdarstellung, meist mit einer Serie von Röntgenbildern nach Füllung mit Kontrastmitteln (siehe dort); meist als transfemorale Angiographie (siehe Abb. 13, S. 141) über einen von der Leiste vorgeschobenen Katheter

Anomalie 31

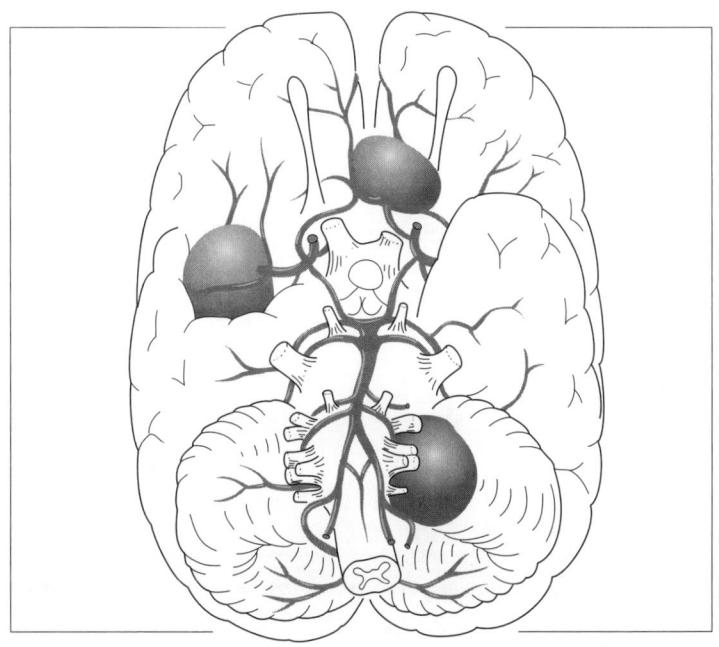

Abb. 2 Bevorzugte Stellen für ein Aneurysma der Hirnarterien

Angiologe
Gefäßspezialist

Angiologie
Lehre von den (Blut-) Gefäßen

Angiom
Gefäßknäuel, Blutschwamm (Abb. 3, S. 32)

Angiopathie
Gefäßkrankheit, z. B. der Arterien, Venen, Lymphgefäße

Angioplastie
Gefäßerweiterung mit Aufdehnung von Verengungen; siehe auch Ballondilatation

Angiotensin
im Blut gebildetes blutdrucksteigerndes Hormon

anisokor/Anisokorie
ungleiche Weite der Pupillen beider Augen

Anlage
bei Krankheiten: Erbeinfluß

Anlagefaktor
durch Vererbung erworbenes Merkmal

Anomalie
Abnormität, krankhafte Veränderung

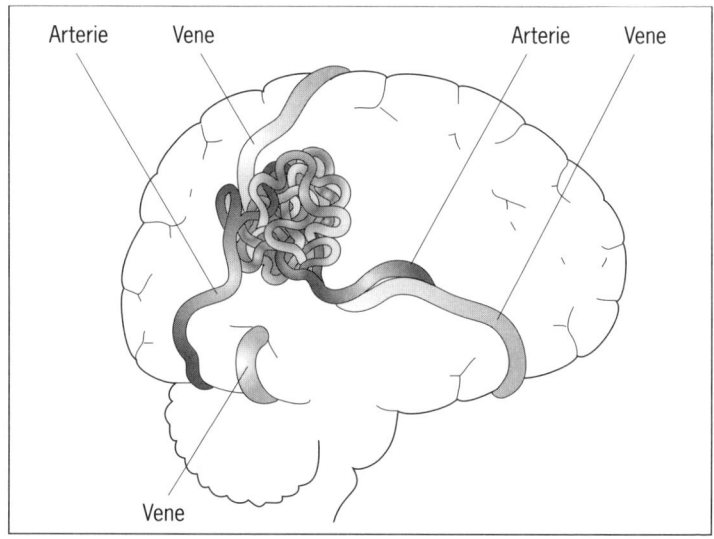

Abb. 3 Häufigste Form eines Angioms als Kurzschlußverbindung zwischen Arterien und Venen

Anomie
  Unfähigkeit, vertraute und bekannte Dinge richtig zu benennen

Anorexie
  Magersucht, Appetitlosigkeit

anormal
  nicht normal, von der Regel abweichend

Anosmie
  Verlust des Geruchssinns, aufgehobene Geruchswahrnehmung

Anosodiaphorie
  Verkennung der alltags- und berufsbezogenen Auswirkungen von Krankheiten

Anosognosie
  Unfähigkeit, bei sich selbst krankheitsbedingte Störungen und Ausfälle zu erkennen; fehlende Krankheitseinsicht (z. B. Leugnen einer klar erkennbaren Lähmung)

Anschlußgesundheitsmaßnahme (AGM)
  sich an die Akutbehandlung nach einem Schlaganfall oder sonstigen Krankheiten anschließende Weiterbehandlung in Rehabilitationskliniken für Betroffene, die entweder nach der Akutbehandlung länger als 14 Tage zu Hause waren oder keine Mitglieder der gesetzlichen Krankenversicherung, aber der gesetzlichen Rentenversicherung sind

Anschlußheilbehandlung (AHB)
sich an die Akutbehandlung nach einem Schlaganfall oder sonstigen Krankheiten mit einer Unterbrechung von in der Regel höchstens 14 Tagen anschließende Weiterbehandlung in Rehabilitationskliniken für Mitglieder der gesetzlichen Krankenversicherung

antagonisieren
aufheben, z. B. die Wirkung eines Medikaments

Antagonist
1. Widersacher; z. B. Substanz (Überträgerstoff oder Medikament), die sich an eine Bindungsstelle (Rezeptor) bindet, diesen aber nicht aktiviert oder sogar hemmt und in der Regel zu einer Abschwächung der natürlichen Wirkung führt; 2. Muskel, dessen Tätigkeit derjenigen eines anderen entgegenwirkt (z. B. Strecker und Beuger in einem Gelenk), 3. Medikament oder Substanz, dessen Wirkung eines bzw. einer anderen entgegengesetzt ist; Gegensatz: Agonist (siehe dort)

Antazidum (Mehrzahl: Antazida)
Medikament gegen eine Übersäuerung des Magens; wird z. B. für die Dauer einer höher dosierten Kortikoidgabe eingesetzt

anterior
lateinisch: vorne

Anterior
Arteria cerebri anterior; vordere Gehirnarterie

Anteriorinfarkt
Infarkt im Versorgungsgebiet der vorderen Gehirnarterie

anterograd
nach vorne, auf den Zeitraum nach Krankheitsbeginn oder Eintritt einer Schädigung bezogen

anterograde Amnesie
nach vorne, auf den Zeitraum nach Krankheitsbeginn gerichtete Erinnerungslücke; tritt am häufigsten nach Kopfverletzungen auf

anti-
Vorsilbe: gegen etwas gerichtet oder wirksam

Antiarrhythmikum
(Mehrzahl: Antiarrhythmika)
Medikament gegen Herzrhythmusstörungen

antibakteriell
gegen Bakterien gerichtet

Antibiogramm
Empfindlichkeitstestung von Krankheitserregern gegen verschiedene Antibiotika im Labor

Antibiotikum
(Mehrzahl: Antibiotika)
Medikament zur Behandlung einer durch Erreger bedingten Entzündung

antibiotisch
gegen Krankheitserreger gerichtet

anticholinerg
gegen Acetylcholin (siehe dort) wirkend

anticholinerge Nebenwirkungen
: Nebenwirkungen von Medikamenten durch Abschwächung der Wirkung von Acetylcholin, die am häufigsten in Mundtrockenheit, Verschwommensehen und Urinverhalt bestehen

Anticholinergikum
(Mehrzahl: Anticholinergika)
: Medikament, das zu einer verminderten Wirkung von Acetylcholin (siehe dort) führt

Antidepressivum
(Mehrzahl: Antidepressiva)
: Medikament zur Behandlung von krankhafter Niedergeschlagenheit, Traurigkeit und Antriebslosigkeit (Depression)

Antidiabetikum
(Mehrzahl: Antidiabetika)
: Medikament zur Behandlung der von erhöhtem Blutzucker

Antiemetikum
(Mehrzahl: Antiemetika)
: Medikament zur Behandlung von Brechreiz und Erbrechen

Antiepileptikum
(Mehrzahl: Antiepileptika)
: Medikament zur Behandlung epileptischer Anfälle

Antihistaminikum
(Mehrzahl: Antihistaminika)
: Medikament zur Abschwächung allergischer Erscheinungen; auch zur Linderung von Juckreiz eingesetzt

Antihypertensivum
(Mehrzahl: Antihypertensiva)
: Medikament zur Behandlung erhöhten Blutdrucks

Antihypotonikum
(Mehrzahl: Antihypotonika)
: Medikament zur Behandlung eines zu niedrigen Blutdrucks

Antikoagulans
(Mehrzahl: Antikoagulantien)
: Medikament zur Hemmung der Blutgerinnung (»Blutverdünnung«)

Antikoagulation
: Hemmung der Blutgerinnung

antikoaguliert
: mit einer Hemmung der Blutgerinnung behandelt

Antikonvulsivum
(Mehrzahl: Antikonvulsiva)
: Medikament gegen epileptische Anfälle bzw. Krämpfe

Antimykotikum
(Mehrzahl: Antimykotika)
: Medikament zur Behandlung einer durch Pilze bedingten Entzündung

Antiphlogistikum
(Mehrzahl: Antiphlogistika)
: entzündungshemmendes Medikament

Antipyretikum
(Mehrzahl: Antipyretika)
: fiebersenkendes Medikament

Antirheumatikum
(Mehrzahl: Antirheumatika)
: Medikament zur Behandlung rheumatischer Beschwerden

Antispastikum
(Mehrzahl: Antispastika)
: Medikament zur Herabsetzung einer krankhaft erhöhten Muskelspannung (Spastik; siehe auch dort)

Antithrombin (AT)
gegen Thromben (und damit gerinnungshemmend) wirkende Substanz des Blutplasmas

antithrombotisch
einer Bildung von Thromben entgegenwirkend

Anxiolytikum, anxiolytisches Medikament (Mehrzahl: Anxiolytika)
»angstlösendes«, entspannendes Medikament (siehe auch Benzodiazepin)

Aorta
Hauptschlagader; größte Arterie des Menschen, ausgehend von der linken Herzkammer mit zahlreichen Ästen zum Kopf sowie den Brust- und Bauchorganen

Aortenbogen
Anfangsteil der Aorta nach dem Abgang aus dem Herz mit bogenförmiger Krümmung nach unten (zum Bauch hin)

Aortenbogenangiographie
Angiographie (siehe dort) mit Darstellung des Aortenbogens und der davon ausgehenden Arterien

aorto-koronarer venöser Bypass (ACVB)
englisch: aorto-cronar venous bypass; Operation zur Umgehung eines Verschlusses der Herzkranzarterien mit Zwischenschaltung eines Venenstückes

apallisch
(lateinisch: pallium = Großhirnmantel, der den Hirnstamm umgibt oder »ummantelt«); ohne Zeichen einer Tätigkeit der Hirnrinde

apallisches Syndrom
wörtlich: mantelloses Syndrom, bezogen auf den Hirnmantel oder die Hirnrinde; ein apallisches Syndrom kommt nach Schlaganfällen nur ausnahmsweise vor

Apathie
Zustand mit Antriebs-, Teilnahms- und Schwunglosigkeit, in dem meist auch keine oder nur eine verminderte Äußerung von Gefühlen erfolgt

Aphasie
Sprachstörung mit Einschränkung der Sprachproduktion (= Broca-Aphasie, expressive Aphasie oder motorische Aphasie, siehe auch jeweils dort), des Sprachverständnisses (= rezeptive Aphasie, sensorische Aphasie oder Wernikke-Aphasie, siehe auch jeweils dort), der Sprachproduktion und des Sprachverständnisses (siehe auch gemischte Aphasie und globale Aphasie), Wortfindungsstörungen (amnestische Aphasie, siehe dort) oder zusammenhangslosem Wiederholen von einzelnen oder mehreren Wörtern (Jargon-Aphasie, siehe dort)

aphasisch
mit einer Aphasie einhergehend

Aphonie
Stimmlosigkeit (Flüstern noch möglich)

Aplasie
: fehlende Anlage eines Organs

aplastisch
: nicht angelegt, fehlend

Apnoe
: »Atemlosigkeit«; Atemstillstand; siehe auch Schlaf-Apnoe-Syndrom

apoplektiform
: plötzlich, schlagartig auftretend

apoplektischer Insult, Apoplex, Apoplexie
: überholte, alte Bezeichnung für Schlaganfall

Apoptose
: »progammierter« Zelltod; genetisch gesteuerter Vorgang beim Absterben von Körperzellen

apparativ
: gerätetechnisch

Applikation
: Verabreichung, z. B. eines Medikaments

Apraxie
: Unfähigkeit, trotz erhaltener Funktionstüchtigkeit von Sinnesorganen, Gelenken und Muskeln sinnvolle, zweckmäßige Handlungen auszuführen und Handlungsabsichten umzusetzen (siehe auch bukkofaziale Apraxie, Fingerapraxie, ideatorische Apraxie, ideokinetische Apraxie, ideomotorische Apraxie, konstruktive Apraxie, Sprechapraxie)

Arachidonsäure
: Fettsäure in Zellwänden, aus der in Thrombozyten mit Hilfe der Zyklooxygenase Thromboxan hergestellt wird (siehe auch jeweils dort)

Arachnoidea
: dünne Haut (»Spinngewebshaut«) über der Hirnoberfläche, Teil der weichen Hirnhaut (= Pia mater, siehe dort)

Areal
: Gebiet

Areflexie
: Fehlen von Reflexen; bei Schlaganfällen allenfalls in der Akutphase (siehe dort), später meist Reflexsteigerungen (Hyperreflexie)

Armvorhalteversuch
: Anheben und Hochhalten der ausgestreckten Arme

Arrhythmie
: Unregelmäßigkeit, z. B. des Puls- bzw. Herzschlags

Artefakt
: »Kunstprodukt«; tatsächlich nicht vorhandene, nur vorgetäuschte Veränderung

Arteria (Mehrzahl: Arteriae)
: lateinisch = Arterie, Schlagader; Blutgefäß, das vom Herz kommendes, sauerstoffreiches Blut enthält

Arteria basilaris
: Hirnstammarterie, aus den beiden Wirbelsäulenarterien entstehend (Abb. 4)

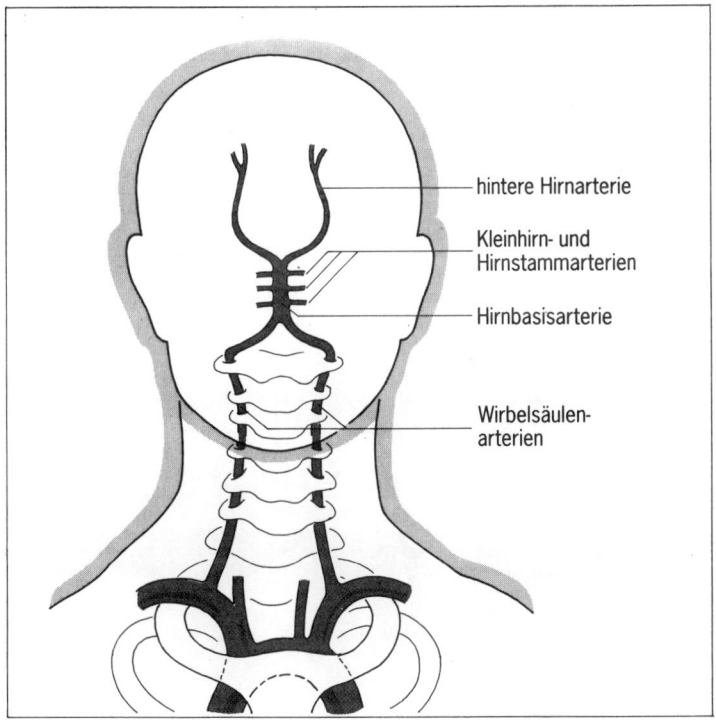

Abb. 4   Die wichtigsten Arterien des hinteren Gehirnkreislaufs

Arteria carotis communis (ACC)
  gemeinsame Halsschlagader (vor der Aufteilung in die innere und äußere; Abb. 5, S. 38)

Arteria carotis externa (ACE)
  äußere Halsschlagader, die das Gesicht mit Blut versorgt (Abb. 5, S. 38)

Arteria carotis interna (ACI)
  innere Halsschlagader, die das Gehirn mit Blut versorgt (Abb. 5, S. 38)

Arteria cerebri anterior
  vordere Gehirnarterie (Abb. 5, S. 38)

Arteria cerebri media
  mittlere Gehirnarterie (Abb. 5, S. 38)

Arteria cerebri posterior
  hintere Gehirnarterie (Abb. 5, S. 38)

Arteria ophthalmica
  Augenarterie (Abb. 5, S. 38)

Arteria vertebralis
  Wirbelsäulenarterie (Abb. 4)

Arterie
  Schlagader; Blutgefäß, das vom Herz kommendes, sauerstoffreiches Blut enthält

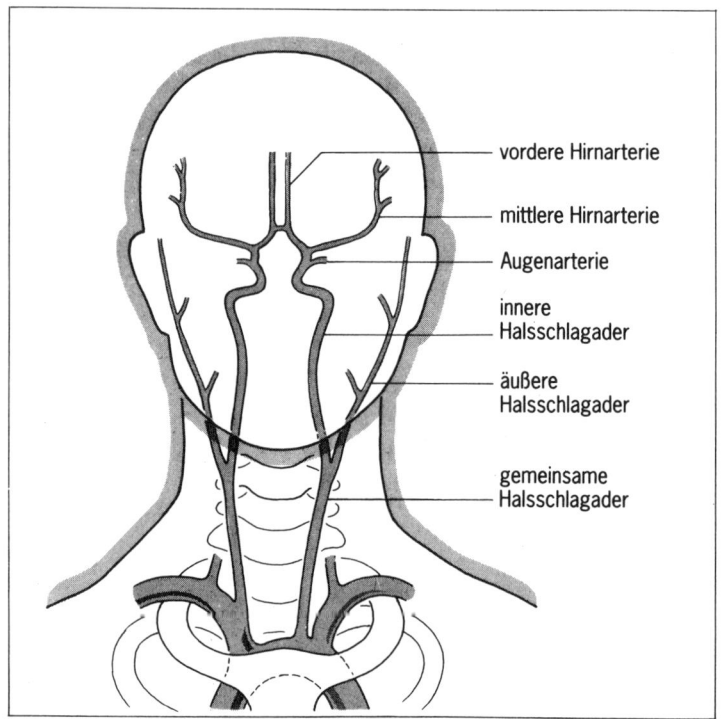

Abb. 5 Die wichtigsten Arterien des vorderen Gehirnkreislaufs

arteriell
: Arterien betreffend

arterielle Hypertonie
: Bluthochdruck

arterielle Verschlußkrankheit (AVK)
: allgemeine Arterienerkrankung mit mehrfachen Einengungen oder Verschlüssen an verschiedenen Stellen

Arteriitis
: Arterienentzündung; kann durch Krankheitserreger hervorgerufen werden oder auch als Autoimmunkrankheit (siehe dort) auftreten

Arteriitis temporalis
: Entzündung von Arterien, die besonders die Schläfenarterien (= Arteria temporalis) betrifft; andere Bezeichnung = Riesenzellenarteriitis (siehe dort)

Arteriographie
: Angiographie (Gefäßdarstellung) der Arterien

Arteriole
: dünnes arterielles Blutgefäß im Übergangsbereich zwischen Arterien und Kapillaren (siehe dort); die rasche Ver-

engung und Erweiterung der Arteriolen ist für die Autoregulation der Hirndurchblutung (siehe dort) verantwortlich

Arteriosklerose
Erkrankung der Arterien mit Verdickung und Verhärtung der Wand durch Einlagerung von Fett, Bindegewebe und Kalk; im Volksmund fälschlicherweise gleichgesetzt mit »Verkalkung«

arteriosklerotische Plaque
Frühform arteriosklerotischer Gefäßveränderungen (siehe auch Abb. 11, S. 115)

arteriovenös
Arterien und Venen betreffend

arteriovenöse Malformation (AV-Malformation)
angeborene Mißbildung aus Arterien und Venen mit aufgeweiteten und über abnorme Verbindungen (»Kurzschlüsse«) miteinander in Verbindung stehenden Gefäßen

Arthralgie
Gelenkschmerz

Arthrodese
operative Gelenkversteifung

Arthrose
Verschleißerkrankung eines Gelenks

artifiziell
vorgetäuscht, durch ein Artefakt (siehe dort) bedingt

Asasantin
Handelsname eines aus einer Kombination von Azetylsalizylsäure und Dipyridamol (siehe auch jeweils dort) bestehenden Medikaments zur Thrombozytenfunktionshemmung

Asomatognosie
fehlende bewußte Wahrnehmung eines Körperteils

Asomnie
Schlaflosigkeit

Aspartat-Aminotransferase (AS[A]T)
Leberenzym (andere Bezeichnung: Serum-Glutamat-Oxalazetat-Transaminase = SGOT); bei Leberentzündungen und -schädigungen erhöht (z. B. als Nebenwirkung von Medikamenten)

Aspekt
Betrachtungsweise, Blickwinkel

Aspiration
Einatmen, Einsaugen; z. B. flüssiger oder fester Stoffe in die Luftröhre, meist durch »Verschlucken« beim Trinken oder Essen; kommt nach Schlaganfällen häufiger vor

Aspirationspneumonie
durch eine Aspiration verursachte Lungenentzündung

Assoziation
gedankliche Verbindung, Kopplung, Verknüpfung von Vorstellungen

Astasie
Stehunfähigkeit, Störung des Stehens

Asthenie
Schwäche oder Kraftlosigkeit, psychisch oder körperlich bedingt

Astrozyt
Sternzelle; Gliazelle im Nervensystem, die sowohl in der grauen als auch weißen Substanz vorkommt (siehe auch jeweils dort)

asymmetrisch
seitenungleich, nicht symmetrisch; bei Schlaganfällen sind Lähmungen oder Reflexe in der Regel asymmetrisch, weil nur eine Hirn- und Körperhälfte betroffen ist

asymptomatisch
symptomlos, ohne Krankheitszeichen

asymptomatische Stenose
(bislang) symptomlose Einengung eines Blutgefäßes, ohne daß bisher auf sie zurückzuführende Zeichen einer Durchblutungsstörung aufgetreten sind; die bestmögliche Behandlung hängt u. a. vom Ausmaß der Stenose ab

ataktisch
»ungeordnet«; unkontrolliert, nicht aufeinander abgestimmt (bei Bewegungen), mit einer Ataxie einhergehend

Ataxie
Unordnung, Verwirrung; z. B. Störung des Bewegungsablaufs bzw. der Abstimmung von Körperbewegungen zu einem geordneten Zusammenwirken der Muskulatur oder Unfähigkeit, Körperbewegungen wie Gehen, Stehen oder Greifen fein abzustimmen (zu koordinieren); kommt besonders bei Kleinhirninfarkten vor

Atherom
Fett- und Cholesterinablagerungen auf den Innenwänden von Arterien

Atherosklerose
Frühform der Arteriosklerose mit Fett- und Cholesterinablagerungen auf den Innenwänden von Arterien

Ätiologie
Gesamtheit der Umstände, die zu einer Krankheit führen

Ätiopathogenese
Ursache und Entstehung einer Krankheit

atone Blase
schlaffe Blase, Form der Blasenentleerungsstörung oder Inkontinenz (siehe auch jeweils dort), nach Schlaganfällen nur selten vorkommend

Atonie
Schlaffheit, fehlende oder mangelhafte Spannung der Muskulatur

atonisch
mit einem Spannungsverlust der Muskulatur einhergehend, zu einem Herab- oder Zusammensinken führend

atrio-ventrikulärer Block (AV-Block)
Blockade der Erregungsleitung am Herzen vom Vorhof (Atrium) zu den Herzkammern (Ventrikeln); in ausgeprägter Form Ursache des

Adams-Stokes-Syndroms (siehe auch dort)

Atrophie
Schrumpfung, Gewebeschwund; Volumenminderung eines Organs oder Organteils durch Untergang von Zellen bzw. Gewebe

Attacke
in der Medizin: kurzdauernde Störung; siehe auch transitorische ischämische Attacke (TIA)

atypisch
ungewöhnlich, unüblich

Audiogramm
graphische Darstellung der Ergebnisse einer Hörprüfung

Audiometrie
Hörprüfung

auditiv
auf das Hören bezogen

auditorisch
das Gehör betreffend

Aufmerksamkeitsdefizit
verminderte Aufmerksamkeit; sehr häufig nach Schlaganfällen

Augenhintergrund
Hinterwand des annähernd runden Augapfels; auf ihr liegen die für das Sehen zuständigen Sinneszellen (= Netzhaut); bei einer Subarachnoidalblutung kann u. U. auch dort eine Blutung zu sehen sein

Augenmotilität
Beweglichkeit der Augen; bei Schlaganfällen können verschiedenartige Störungen vorliegen, am häufigsten ist eine sogenannte Blickparese (siehe dort)

Augenmuskelparese
Lähmung von Augenmuskeln, die meist zu Doppelbildern führt; ist bei Schlaganfällen ein Hinweis auf eine Schädigung im Hirnstamm

Augenspiegelung
Betrachten des Augenhintergrundes durch den Neurologen oder Augenarzt mit einem speziellen Instrument

Ausfälle
Sammelbezeichnung für körperliche und neuropsychologische Störungen

Ausschlußkriterien
Merkmale, die ergänzend zu Einschlußkriterien (siehe dort) festgelegt werden, um die für eine wissenschaftliche Untersuchung oder Studie erforderlichen Patienten zu beschreiben (z. B. Alter unter- oder oberhalb bestimmter Werte)

Autogenes Training
Selbstentspannungsübungen

Autoimmunerkrankung
Erkrankung, bei der aus unbekannten Gründen körpereigenes Gewebe wie fremdartiges behandelt wird (der Körper bildet Antikörper gegen sich selbst; siehe auch Arteriitis, Vaskulitis)

Automatismus
(Mehrzahl: Automatismen)
unwillkürlich ablaufende Bewegung

autonom
unabhängig, selbständig

autonome Blase
Blase, deren Entleerung nicht mehr willkürlich gesteuert werden kann

autonomes Nervensystem
Teil des Nervensystems, der nicht dem Bewußtsein und der Willkürkontrolle unterliegt; dient der automatisch ablaufenden Regelung von Lebensfunktionen wie Atmung oder Verdauung (= vegetatives Nervensystem)

Autopsie
Leicheneröffnung zur Feststellung der Todesursache (andere Bezeichnungen = Obduktion oder Sektion)

autoreaktiv
mit/gegen sich selbst reagierend, siehe auch Autoimmunerkrankung

Autoregulation
Selbststeuerung; die Autoregulation der Hirndurchblutung sichert eine weitgehend gleichmäßige Versorgung des Gehirns mit Sauerstoff und Nährstoffen unabhängig von der Leistung des Herzens und vom Blutdruck

Autosom
nicht mit dem Geschlecht zusammenhängendes Chromosom

autosomal dominante Vererbung
Vererbung aufgrund einer nicht auf den Geschlechtschromosomen (X und Y) liegenden Erbanlage, die mit einer 50%igen Erkrankungswahrscheinlichkeit der Nachkommen einhergeht

autosomal rezessive Vererbung
Vererbung aufgrund einer nicht auf den Geschlechtschromosomen (X und Y) liegenden Erbanlage, die mit einer 25%igen Erkrankungswahrscheinlichkeit einhergeht

averbal
ohne sprachliche Vermittlung

Avitaminose
Vitaminmangelkrankheit

axial
die »Achse« (z. B. des Körpers) betreffend

axiale Ebene/axiale Schnitte
im CT oder MRT: scheibenweise oder schichtweise Darstellung des Körpers (z. B. des Gehirns) von oben oder unten her betrachtet

Axon
Nervenzellfortsatz, über den Impulse an andere Zellen weitergeleitet werden

Azetylsalizylsäure (ASS)
siehe Acetylsalicylsäure

B

Babinski-Zeichen
(= Babinski-Phänomen)
auch Großzehenzeichen; Streckung der Großzehe nach oben bzw. zum Kopf hin bei Bestreichen der Fußsohle, häufig mit gleichzeitigem Spreizen der übrigen Zehen (siehe Abb. 6); gehört zu den Zeichen einer Pyramidenbahnschädigung (Benennung nach dem gleichnamigen französischen Neurologen des 19. Jahrhunderts); bei Schlaganfällen ist das Babinski-Zeichen oft nachweisbar (= »positiv«)

Baclofen
Medikament zur Linderung von Spastik (Antispastikum); Wirkstoff von Handelspräparaten wie Baclofen AWD, Lebic oder Lioresal

Baclofenpumpe
nach schweren Schlaganfällen mit ausgeprägter Spastik und dauerhafter Bettlägrigkeit kann die operative Einpflanzung einer Baclofenpumpe erforderlich werden, weil das Medikament nach Gabe in Tablettenform nicht in ausreichender Konzentration zum Zentralnervensystem gelangt

Bakterien
Gruppe häufiger Krankheitserreger, die zum Beispiel bei Lungen-, Nieren- und Blasenentzündungen eine Rolle spielen

Bakteriurie
Bakterienausscheidung im Urin

Ballondilatation
Erweiterung von Gefäßeinengungen durch Aufdehnung mit einem Ballon; siehe auch Angioplastie

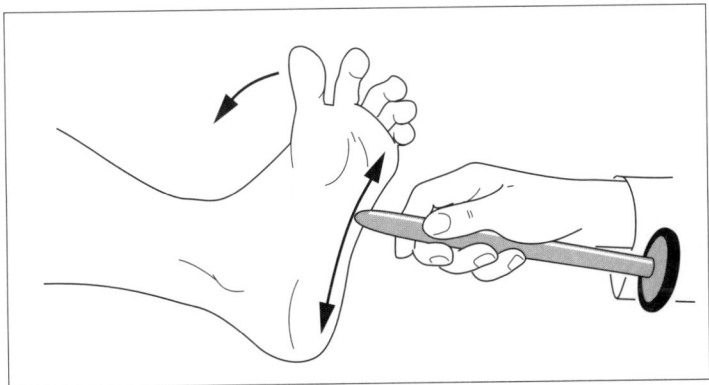

Abb. 6   Positives Babinski-Zeichen

Ballonkatheter
: Katheter (dünner Schlauch) mit aufblasbarem Ballon an der Spitze, z. B. zur Aufdehnung von Gefäßeinengungen oder – nach Ablösung des aufgeblasenen Ballons – zum Verschluß von Angiomen (siehe dort)

Bannwarth-Syndrom
: nichteitrige Gehirnhautentzündung (Meningitis) und Nervenwurzelentzündung ([Poly-]Radikulitis) als Komplikation einer Neuroborreliose (siehe dort)

Barbiturat
: Salz der Barbitursäure, Grundstoff vieler Schlafmittel

basal
: grundlegend, an der Grundfläche, tief, unten liegend

Basilaris
: A. basilaris, Hirnbasisarterie; aus der Vereinigung der beiden Wirbelsäulenarterien entstehend und für die Blutversorgung von Hirnstamm und Kleinhirn zuständig (Abb. 4, S. 37)

Basilaristhrombose
: lebensbedrohliche Form eines Schlaganfalls mit Thrombose (siehe dort) der Hirnbasisarterie

Bauchdeckenreflex (BDR)
: Zusammenziehen der Bauchmuskulatur nach ihrer passiven Dehnung, z. B. durch einen Schlag gegen den Rippenbogen oder ein auf den Bauch gelegtes Lineal

Bauchhautreflex (BHR)
: Zusammenziehen der Bauchmuskulatur nach Bestreichen der Haut; bei Schlaganfällen auf der Seite von Lähmungen abgeschwächt oder aufgehoben

B-Bild-Sonographie
: Ultraschalluntersuchung mit Gewebeabbildung in Graustufen (B steht für englisch: brightness = Helligkeit)

Beckenbodentraining
: Blasentraining, Oberbegriff für krankengymnastische Behandlungsverfahren bei Blasenentleerungsstörungen

Beinvenenthrombose
: Thrombose in den (meist tiefen) Beinvenen; häufige Komplikation in dem gelähmten Bein nach einen Schlaganfall

Beinvorhalteversuch
: Anheben und Hochhalten der im Liegen ausgestreckten Beine zur Feststellung von Lähmungen

Beipackzettel
: Information in Medikamentenpackungen mit den wichtigsten Angaben zu einem Medikament, u. a. auch zu Nebenwirkungen

Bellsche Lähmung
: Gesichtsnervenlähmung, periphere Fazialislähmung; hat nichts mit Schlaganfällen zu tun

benigne
: gutartig

Benzodiazepin
Medikament, das in Abhängigkeit von der eingenommenen Menge sowohl seelische und körperliche Anspannung verringert als auch müde macht und epileptische Anfälle verhindern kann (siehe auch Anxiolytikum, Hypnotikum, Sedativum und Tranquilizer)

**Betablocker/
Betarezeptorenblocker**
Medikament, das u. a. zur Blutdrucksenkung (Antihypertonikum) eingesetzt wird, daneben aber auch bei anderen Krankheitsbildern wie Rhythmusstörungen des Herzens oder Migräne

Betreuungsgesetz
rechtliche Bestimmungen, die in Deutschland die Vormundschaft und Pflegschaft abgelöst haben

Bewußtlosigkeit
fehlendes Bewußtsein, nicht notwendigerweise mit Nichtansprechbarkeit verbunden (siehe auch Koma)

Bewußtsein
Zustand des bewußten Erlebens mit Entscheidungsfähigkeit für Handlungen und Erinnerung an Handlungsabläufe und Erlebtes

Bewußtseinsstörung
Zustand mit Beeinträchtigung von Aufmerksamkeit, Wahrnehmung, Denken und Handeln, meist mit Benommenheit und Verlangsamung einhergehend

bi-
Vorsilbe: beidseitig, zweifach, doppelt

Bifurkation
Aufteilungsstelle, z. B. der Arteria carotis communis (gemeinsamen Halsschlagader) in die Arteria carotis interna und externa (innere und äußere Halsschlagader; Abb. 5, S. 38)

bilateral
beidseitig, auf beiden Seiten des Körpers

bildgebende Diagnostik
Untersuchungen mit Abbildungen von Struktur und Zusammensetzung des untersuchten Organs (z. B. Computer- und Magnetresonanztomographie des Gehirns, siehe dort); nicht wie bei der üblichen Röntgendiagnostik nur Abbildung vorwiegend der Knochen (z. B. bei Schädelaufnahmen)

Bindungsstelle
besonders ausgebildete Stelle an der Oberfläche von Nerven- und anderen Körperzellen, die wie ein Schloß zum Schlüssel genau zu Überträgerstoffen (Transmittern, siehe dort), Medikamenten oder anderen Substanzen paßt (in der Fachsprache = Rezeptor); die meisten Medikamente können ihre Wirkung erst nach Bindung an den Rezeptor entfalten

binokulär
mit beiden Augen, beidäugig

Binswanger-Krankheit
nach dem gleichnamigen Schweizer Neurologen (1852 bis 1929) benannte Krankheit, andere Bezeichnung für subkortikale arteriosklerotische Enzephalopathie (SAE, siehe auch dort) mit geistigem Abbau

biochemisch
die chemischen Lebensvorgänge betreffend

Biofeedback
Rückmeldung und Bewußtmachung von Körpersignalen; nach Schlaganfällen z. B. der Anspannung in gelähmten Muskeln

Biopsie
Entnahme und Untersuchung von Gewebeproben oder Organen bei lebenden Menschen; bei Schlaganfällen kann gelegentlich eine Biopsie von Haut, Muskulatur oder Blutgefäßen sinnvoll sein

bland
mild, beschwerdearm

Blasenentleerungsstörung
Störung des Wasserlassens

Blickfeld
siehe Gesichtsfeld

Blickfolge/Blickfolgebewegung
Folgebewegungen der Augen für bewegte Gegenstände; bei Schlaganfällen findet sich oft eine Störung, z. B. mit Aufhebung der Blickfolgebewegung in eine bestimmte Richtung

Blicklähmung/Blickparese
Unfähigkeit, die Augen aktiv in eine bestimmte Richtung zu bewegen

Blickrichtungsnystagmus
Augenzittern beim Blick in bestimmte oder alle Richtungen

Blickwendung
zwanghafte Wendung der Augen – und meist auch des Kopfes – in eine bestimmte Richtung; kommt bei Schlaganfällen besonders bei ausgedehnten Mediainfarkten (siehe dort) vor

Blinkreflex
im Hirnstamm verschalteter Augenschlußreflex (Blinzelreflex), der durch Beklopfen der Stirnmitte, starke Licht-, Geräusch- oder elektrische Reize auslösbar und bei Hirnstamminfarkten manchmal verändert ist

Blitz-VEP
durch Blitzreize hervorgerufene visuell evozierte Potentiale (VEP, siehe dort)

Blutbild
Zahl und Zusammensetzung der roten und weißen Blutkörperchen; regelmäßige Kontrollen des Blutbilds können bei Behandlungen mit manchen Medikamenten besonders zu Beginn erforderlich sein

Blutdruck
durch die Pumpleistung des Herzens und in Abhängigkeit von der Elastizität der Gefäße aufgebauter Druck

Blut-Hirn-Schranke (BHS)
Sperr-, Regel- und Transportsystem, das den Stoffaustausch zwischen Blut und Zentralnervensystem regelt; für das Gehirn und Rückenmark hat die BHS in erster Linie eine Schutzfunktion

Blutkörperchensenkungsgeschwindigkeit (BKS/BSG)
Geschwindigkeit (in Millimetern pro Stunde), mit der Blut sich in einem senkrechten dünnen Röhrchen in seine festen und flüssigen Bestandteile trennt; bei Entzündungen erhöht

Blutplasma
nicht geronnene, aber gerinnbare flüssige Blutbestandteile

Blutsenkung
siehe Blutkörperchensenkungsgeschwindigkeit

Blutserum
nicht mehr gerinnbare flüssige Blutbestandteile

Blutzucker-Tagesprofil
Messung des Blutzuckers zu verschiedenen Zeitpunkten an einem Tag (z. B. vor dem Frühstück um 7 Uhr, um 11 Uhr und um 15 Uhr)

Bobath-Methode
von dem englischen Ehepaar Bobath entwickelte Form der Krankengymnastik, die nach Schlaganfällen häufig eingesetzt wird; das Ziel besteht darin, die Entstehung krankhaft erhöhter Muskelspannung zu hemmen und den Aufbau grundlegender Bewegungsabläufe zu bahnen

Borrelien
Erreger der Borreliose (siehe dort); genaue Bezeichnung: Borrelia burgdorferi

Borreliose
durch Borrelien bedingte und durch Zeckenbiß übertragene Krankheit (siehe auch Bannwart-Syndrom und Neuroborreliose)

Botulinumtoxin
Gift des Bakteriums Clostridium botulinum; wird manchmal subkutan zur Behandlung von Spastik und Bewegungsstörungen eingesetzt

brachiofazial
Gesicht und Arm betreffend

brachiofazial betonte Hemiparese
besonders Gesicht und Arm betreffende Halbseitenlähmung; typisch für einen Mediainfarkt (siehe dort)

brady-
Vorsilbe: verlangsamt, verzögert

Brady(dys)diadochokinese
verlangsamte Abfolge aufeinanderfolgender Bewegungen

Bradykardie
verlangsamter Herzschlag (weniger als 60 pro Minute)

Bradykinese
Verlangsamung von Bewegungen

Breitbandantibiotikum
Antibiotikum, das gegen mehrere bakterielle Krankheitserreger wirkt

Broca-Aphasie
: Aphasieform (siehe auch dort) mit verlangsamter, stockender Sprache, die trotz erheblicher Anstrengungen der Betroffenen nicht verständlich ist, z. B. Antwort auf die Frage nach dem Krankheitsbeginn: »Ja also... , eh..., Umfallen..., Krankenhaus...« (= expressive Aphasie, = motorische Aphasie, = nichtflüssige Aphasie)

Brücke
: lateinisch: pons; im Gehirn: Teil des Hirnstamms zwischen Groß- und Kleinhirn sowie verlängertem Rückenmark

Brunnström-Methode
: von einer Amerikanerin entwickelter krankengymnastischer Ansatz zur Rehabilitation von Schlaganfallpatienten mit besonderer Berücksichtigung unbewußter Mitbewegungen (siehe auch dort) von Körperteilen sowie der Kräftigung der Armstrecker und Beinbeuger durch Beklopfen, Streicheln oder andere Reize

B-Scan
: Ultraschallverfahren mit Schwarz-Weiß-Abbildung des untersuchten Gewebes in verschiedenen Grau- oder Helligkeitsstufen (B = brightness, englisch: Helligkeit)

bukkofazial
: die Wange und das Gesicht betreffend

bukkofaziale Apraxie
: Mund-/Gesichtsapraxie; Unfähigkeit, nicht gelähmte Gesichtsmuskeln angemessen einzusetzen bzw. die entsprechenden Bewegungen aufeinander abzustimmen; kommt nach Schlaganfällen häufig gemeinsam mit einer Sprechapraxie vor

bulbär
: zu dem im Hirnstamm gelegenen Teil des Zentralnervensystems gehörend

Bulbärparalyse
: Sammelbezeichnung für Funktionsstörungen infolge gestörter Funktionen bulbärer Hirnstammabschnitte wie z. B. Schluck- oder Sprachstörungen

Bulbus
: 1. Augapfel, 2. Anfangsteil des Zwölffingerdarms

Burn-out-Syndrom
: englisch: burn out = ausbrennen; Beschwerdebild von Betreuern mit dem Gefühl der völligen Erschöpfung und Kraftlosigkeit

Bypass/Bypass-Operation
: Umgehung; bei Gefäßoperationen: Schaffung eines künstlichen Umgehungskreislaufs für verschlossene oder hochgradig verengte Arterien

C

Calcium
Elektrolyt, Abkürzung Ca^{++}; siehe auch Kalzium

Calciumantagonisten
siehe Kalziumantagonisten

Capsula interna
lateinisch: innere Kapsel; weiße Gehirnsubstanz zwischen den Stammganglien, durch die die gebündelten Nervenbahnen vom Großhirn zum Rückenmark (und umgekehrt) verlaufen

Carbamazepin
Wirkstoff eines häufig eingesetzten Antiepileptikums (siehe dort)

Cardiolipin
aus der Herzmuskulatur isolierter Stoff, der als Antigen (siehe dort) in Labortests zum Nachweis von unterschiedlichen Entzündungen verwendet werden kann

Cardiolipin-Antikörper
Antikörper gegen Cardiolipin, bei manchen Formen einer Arteriitis (siehe dort) nachweisbar

Carotis
= Arteria carotis; siehe Karotis (Halsschlagader)

caudal
nach unten gerichtet, steißwärts

cerebellar, cerebellär
das Kleinhirn betreffend

Cerebellum
Kleinhirn, hauptsächlich für Gleichgewicht und Abstimmung von Bewegungen zuständig

cerebral
das Gehirn betreffend

Cerebrum
Großhirn, Gehirn

Chiasma opticum
Sehnervenkreuzung (an der Unterseite des Gehirns hinter den Augen)

Chirotherapie
»Handbehandlung«; physikalische Behandlung zur Lockerung von muskulären Verspannungen und schmerzhaften Blockierungen; in Einzelfällen kann es durch eine Chirotherapie über eine Dissektion (siehe dort) auch zum Auftreten von Schlaganfällen kommen

Chlorid
1. Bezeichnung für die Gesamtheit des überwiegend als freies, ungebundenes Chlorid (Cl^-) im Körper enthaltenen Chlors; lebensnotwendiges Elektrolyt (siehe auch dort);
2. Salz der Salzsäure, z. B. Natriumchlorid ($NaCl$ = Kochsalz)

Cholesterin
fettähnlicher Stoff aus der Klasse der Blutfette, der in Gefäßwänden eingelagert werden und zur Arteriosklerose führen kann

chromosomal
: auf Chromosomen bezogen

Chromosom(en)
: Träger der Erbanlagen (Gene), im Kern aller Körperzellen in Paaren angeordnete fadenförmige Eiweißstränge; beim Menschen 23 Paare, von denen jeweils eins von Vater und Mutter stammt; bei Schlaganfällen gibt es ganz seltene familiäre Formen, bei denen z. T. auch die Beteiligung bestimmter Chromosomen bekannt ist

Chromosomenanalyse
: Untersuchung der Chromosomen

chronisch
: lang bestehend oder dauernd, anhaltend; Gegensatz: akut (siehe dort)

chronologisch
: zeitlich geordnet

Chylomikronen
: Lipoproteine (siehe dort) zum Transport aufgenommener Nahrungsfette im Blut

Circulus
: Kreis, Kreislauf

Circulus arteriosus Willisi
: Verbindungsring der Arterien in der Schädelhöhle an der Unterseite des Gehirns

Circulus vitiosus
: Teufelskreis

Claudicatio
: Hinken, Unregelmäßigkeit

Claudicatio intermittens
: nach kurzen Wegstrecken auftretende Schmerzen in den Beinen mit Besserung in Ruhe (»Schaufensterkrankheit«) infolge einer Durchblutungsstörung, meist im Rahmen einer arteriellen Verschlußkrankheit (AVK, siehe auch dort)

Clopidocrel
: neues Medikament aus der Gruppe der Thrombozytenfunktionshemmer

Cluster
: zeitliche oder örtliche Häufung, z. B. von Erkrankungen oder Beschwerden

CO_2-Doppler
: Kohlendioxid-Doppler; transkranielle Doppleruntersuchung (siehe auch dort), bei der die Reaktion der Hirngefäße auf einen erhöhten Gehalt von Kohlendioxid in der Atemluft – und damit auch im Blut – untersucht wird; damit läßt sich die sogenannte Reservekapazität der Hirndurchblutung (siehe dort) erfassen und manchmal das Risiko weiterer Durchblutungsstörungen des Gehirns einschätzen

Coiling
: englisch: coil = Schlinge; meist angeborene Schlingenbildung von Arterien wie z. B. der inneren Halsschlagader, die zu Durchblutungsstörungen führen kann

Coma vigile
: »Wachkoma«, apallisches Syndrom (siehe auch dort)

Compliance
 Bereitschaft, ärztliche Behandlungsempfehlungen zu befolgen (insbesondere zur regelmäßigen Einnahme der verordneten Medikamente, daneben auch zur allgemeinen Lebensführung und Ernährung)

Computertomographie (CT)
 Röntgenverfahren mit computergestützter Bildverarbeitung, bei dem ein Computer eine Vielzahl von in verschiedenen Winkeln angefertigten Röntgenaufnahmen zu schichtartigen Bildern zusammensetzt; bei einer Untersuchung des Kopfes sind verschiedene Strukturen des Gehirns erkennbar, insgesamt spielt die Methode auch nach Einführung der Magnetresonanztomographie bei Schlaganfällen immer noch eine wichtige Rolle (Abb. 7)

Coping
 Daseins- oder Krankheitsbewältigung, Bewältigung der mit einer chronischen Krankheit wie nach einem erlittenen Schlaganfall verbundenen Probleme durch die Betroffenen (englisch: to cope = bewältigen)

Cortex
 Rinde, z. B. des Gehirns

Corticoide, Corticosteroide
 Gruppe von Substanzen (Cortison und Cortison-Abkömmlinge), die in der Nebennierenrinde gebildet werden

Cortison
 in der Nebennierenrinde gebildetes Corticoid-Hormon; wird als Medikament beson-

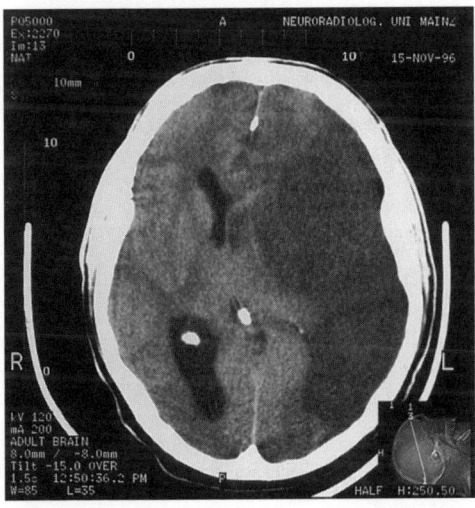

Abb. 7
Computertomographisches Bild eines Schlaganfalls

ders zur Behandlung von Entzündungen eingesetzt

cranial
nach oben gerichtet, kopfwärts

Cushing-Syndrom
Folge übermäßiger Kortisonzufuhr mit Vollmondgesicht, Fettleibigkeit einschließlich Hautstreifen (Striae) durch Hautzerreißung und anderen Zeichen wie Muskelschwäche, Ausbleiben der Menstruation, erhöhtem Blutzucker, Kaliummangel oder Bluthochdruck

CW-Doppler/
CW-Dopplersonographie
continuous-wave- (englisch = kontinuierliche Welle) Dopplersonographie mit kontinuierlichem, gleichzeitigen Aussenden und Empfangen von Schallwellen; wird zur Untersuchung der Blutgefäße außerhalb des Schädels eingesetzt und kann durch die Erkennung von Einengungen einen drohenden Schlaganfall anzeigen

Cyclophosphamid
Zytostatikum und Immunsuppressivum (siehe auch jeweils dort); wird z. B. zur Behandlung mancher Entzündungen (siehe auch Vaskulitis) der Blutgefäße des Gehirns eingesetzt

D

Dämmerattacke
andere Bezeichnung für komplexen fokalen (psychomotorischen) epileptischen Anfall (siehe dort)

Dämmerzustand
Minuten bis Stunden (manchmal auch Tage bis Wochen) anhaltende Störung des Bewußtseins mit Verkennung der Umgebung bis zur Verwirrtheit, wobei einfache Handlungen zwar noch möglich sind, hinterher aber nicht erinnert werden

Deafferenzierung
Unterbrechung der zum Gehirn führenden Nervenbahnen (= Afferenzen)

Defäkation
Stuhlentleerung

Defekt
völliges oder teilweises Fehlen, in der Medizin z. B. von Gewebe; nicht zu behebender Restzustand, z. B. nach Krankheiten

Definition
Begriffsbestimmung

Defizit
Mangel; völliger oder teilweiser Ausfall normalerweise vorhandener Funktionen oder Fähigkeiten

Degeneration
Abbau von Zellbestandteilen, Zellen oder Organen mit Fehlfunktionen oder Funktionsverlust; Oberbegriff für teil-

weisen oder vollständigen Untergang, z. B. von Körperzellen

degenerativ
mit Abnützungserscheinungen oder Abbau einhergehend

Dehydratation
Austrocknung, Entwässerung; z. B. durch zu weniges Trinken oder Einnahme harntreibender Mittel

Dekompensation
meist plötzlich auftretendes Versagen, Erschöpfung, Nachlassen von Leistungsmöglichkeiten

Dekompression
Druckentlastung; bei raumfordernden Schlaganfällen z. B. durch vorübergehende Entfernung der darüberliegenden Schädelknochen oder bei großen Blutungen im Gehirn durch Absaugen bzw. Entfernung des Blutes

dekomprimieren
von einem Druck entlasten

Dekubitalulkus (Mehrzahl: Dekubitalulzera)
Dekubitus, Druckgeschwür der Haut oder Schleimhaut

Dekubitus
Druckgeschwür vom Aufliegen; Wundliegen der Haut durch längerdauernden Auflagedruck bei Bettlägrigkeit

Dekubitusprophylaxe
Maßnahmen zur Verhinderung von Druckgeschwüren durch Aufliegen bzw. Wundliegen

Demenz
geistiger Abbau; im Verlauf des Lebens erworbener, im allgemeinen nicht rückbildungsfähiger Verlust der geistigen Leistungsfähigkeit (= der kognitiven Funktionen, insbesondere des Denkens, Erkennens und Erinnerns) als Folge einer organischen Krankheit, gewöhnlich verbunden mit Störungen des Gedächtnisses, der Urteilsfähigkeit, des Erkennens und anderem mehr

Demineralisation
Entkalkung von Knochen

Depression
krankhafte Niedergeschlagenheit, Traurigkeit; kommt nach Schlaganfällen häufig vor

depressiv
niedergeschlagen, traurig, lustlos

Dermatitis
entzündliche Hautveränderung

Desinfektion
Abtöten von Krankheitserregern

Desobliteration
Entfernung einer Einengung; bei Schlaganfällen: Endarteriektomie bzw. Thrombendarteriektomie (siehe jeweils dort)

Desorientiertheit/Desorientierung
Verwirrtheit; mangelnde bis fehlende Fähigkeit, sich zum Raum bzw. Ort (»Wo bin ich?«), zur Zeit (»Was ist heute für ein Tag?«) oder zur Person (»Wer bin ich?«) zu orientieren bzw. auszukennen

Detektion
: Erkennung, Erfassung

Deviation
: Abweichung

Deviation conjugée
: gleichgerichtete Blickwendung beider Augen nach einer Seite; bei Schlaganfällen im Großhirnbereich zur betroffenen Hirnseite (»Der Betroffene schaut seinen Schlaganfall an«)

Deziliter
: Zehntel Liter, = 100 Kubikzentimeter (100 cm^3), = 100 Milliliter (= 100 ml)

Diabetes (mellitus)
: Zuckerkrankheit; mit erhöhtem Blutzucker, vermehrter Zuckerausscheidung im Urin und vermehrtem Durst einhergehend

diabetogen
: zu erhöhtem Blutzucker bzw. der Zuckerkrankheit führend, z. B. Kortikoide (siehe dort)

Diadochokinese
: fein abgestimmter (koordinierter) Bewegungsablauf; Fähigkeit, rasch aufeinanderfolgende, speziell auch gegenläufige Bewegungen flüssig auszuführen

diadynamische Ströme
: besondere Stromform, die schmerzlindernd ist und keine Muskelzuckung hervorruft

Diagnose
: Erkennung und Benennung einer Krankheit oder Störung

Diagnostik
: Durchführung von Untersuchungen zur Erkennung einer Krankheit oder Störung

diagnostische Kriterien
: Maßstäbe, Richtlinien zur Stellung einer Diagnose

Dialyse
: »Blutwäsche«, Reinigung des Blutes; Entfernung von normalerweise durch die Niere ausgeschiedenen Stoffwechselprodukten durch eine Maschine außerhalb des Körpers

Diamox
: Stoff zur medikamentösen Erweiterung der Hirnschlagadern

Diarrhöe
: Durchfall, dünnflüssige Stuhlentleerung, z. D. als medikamentöse Nebenwirkung

Diastole
: Erschlaffung des Herzmuskels; in dieser Zeit werden die Herzkammern mit Blut gefüllt

diastolischer Blutdruck
: Blutdruck während der Diastole; unterer, zweiter Wert bei der Blutdruckmessung

Diazepam
: Benzodiazepin (Handelsname z. B. Valium), meist als Beruhigungsmittel eingesetzt

Dienzephalon
: Zwischenhirn; oberer Teil des Hirnstamms

dienzephal
: das Dienzephalon betreffend

Differentialblutbild
  Bestimmung der Häufigkeit der verschiedenen Arten weißer Blutkörperchen (Leukozyten)

Differentialdiagnose
  Unterscheidung ähnlicher Krankheitsbilder, Abwägung und Abgrenzung einer Krankheit oder Krankheitsform gegenüber ähnlichen anderen

diffus
  allgemein, nicht umschrieben- herdförmig

digital
  1. mit den Fingern (lateinisch digitus = der Finger), 2. im Bereich der Elektrotechnik: mittels Zahlen dargestellt

Digitalis
  Fingerhut-Pflanze, enthält herzwirksame Stoffe (sogenannte Glykoside oder Digitalis-Präparate)

digitalisieren
  1. medikamentöse Behandlung mit Herzglykosiden (Digitalis), 2. im Bereich der Elektrotechnik: Umwandlung analoger in digitale Größen (= »Analog-Digital-Konversion«)

Dilatation
  Erweiterung, z. B. eines Blutgefäßes

dilatieren
  erweitern, z. B. ein Blutgefäß

Diplopie
  Doppel(t)sehen, Doppelbilder; bei Durchblutungsstörungen des Gehirns meist durch Beteiligung des Hirnstamms verursacht, auch als medikamentöse Nebenwirkung vorkommend

Dipyridamol
  in einer Kombination mit Azetylsalizylsäure (siehe auch dort) eingesetztes Medikament zur Thrombozytenfunktionshemmung; Handelsname = Asasantin

Dis-
  Vorsilbe; (auch) verneinend; zwischen, auseinander

Diskrepanz
  Abweichung, Unterschiedlichkeit

Diskrimination
  Unterscheidung ähnlicher Dinge oder Wahrnehmungen voneinander

Dispensation
  Zubereitung und Abgabe eines Arzneimittels, in der Regel in der Apotheke

Disposition
  Krankheitsbereitschaft; Empfänglichkeit, Ansprechbarkeit, z. B. eine bestimmte Krankheit zu bekommen

Dissekat
  siehe Dissektion, Aneurysma dissecans

Dissektion
  nach Gefäßverletzung oder ohne erkennbaren Grund (spontan) auftretender Einriß der Innenwand einer Arterie mit Einwühlen von Blut in die mittlere Schicht und Ausbildung eines zweiten, »falschen«

Lumens (Gefäßlichtung), das zu einer langstreckigen Einengung oder einem Verschluß des »echten« Lumens der Arterie führen kann

Dissimulation
Leugnen, Verschweigen oder Untertreiben von Krankheitszeichen

dissoziiert
getrennt, nicht miteinander verbunden

dissoziierte Sensibilitätsstörung
Gefühlsstörung, bei der z. B. in einem Arm die Berührungs- und Schmerzempfindung vermindert, die Temperaturempfindung aber normal ist

dissoziierter Nystagmus
an den beiden Augen unterschiedlich ausgeprägter Nystagmus (siehe auch dort), der z. B. beim Seitwärtsblick nur am nach außen schauenden Auge auftritt

Distreß
schädlicher, krankmachender Streß

distal
entfernt vom Körperstamm liegend, z. B. an den Händen oder Füßen

Diurese
Harnbildung und -ausscheidung

Diuretika
die Urinausscheidung über die Niere verstärkende (»harntreibende«) Mittel

diurnal
über den Tag (ohne Nacht) verteilt

dominant
beherrschend, sich durchsetzend, »überdeckend«

dominante Hemisphäre
für die Sprache zuständige Hirnhälfte (bei Rechtshändern und der Mehrzahl der Linkshänder die linke)

Doppelbilder
Sehstörung mit zwei ineinander übergehenden Bildern; bei Schlaganfällen durch Störungen im Hirnstamm verursacht

doppelblind
»zweifach blind«

Doppelblindstudie
Untersuchung, bei der weder die behandelnden Ärzte noch die teilnehmenden Patienten wissen, welche Behandlung im Einzelfall durchgeführt wird (ob sie beispielsweise ein bestimmtes Medikament oder wirkungsloses Plazebo erhalten); dieses Vorgehen schließt Verfälschungstendenzen der Ergebnisse aufgrund von Erwartungshaltungen weitgehend aus

Doppler/Dopplersonographie/Doppleruntersuchung
Ultraschalluntersuchung von Blutgefäßen und Blutfluß

Doppler-Effekt
unterschiedliche Wahrnehmung einer sich bewegenden Schallquelle; im Alltag z. B. eine sich zuerst nähernde und

dann entfernende Feuerwehr- oder Krankenwagensirene; wird bei der Dopplersonographie für die Bestimmung der Richtung und Geschwindigkeit des Blutflusses ausgenutzt

Dosierung
Mengenangabe, z. B. für Medikamente (3 x täglich 1 Tablette)

Dosis
Menge (z. B. 500 Milligramm)

Dosiseskalation
Steigerung einer Dosis, z. B. bei Medikamenten

Dosisverminderung
Verringerung einer Dosis, z. B. bei Medikamenten

Dosis-Wirkungs-Beziehung
Beziehung zwischen zugeführter Dosis und Wirkung eines Medikaments

Dranginkontinenz
Form einer Blasenentleerungsstörung oder Inkontinenz (siehe auch jeweils dort)

drop attack
englisch: to drop = fallen; Sturzanfall; ungenaue Bezeichnung für Störungen bei meist älteren Menschen, die mit einem plötzlichen Hinstürzen durch Verlust der Muskel- und Haltungskontrolle, aber ohne Bewußtseinsverlust einhergehen; als Ursache wird in erster Linie eine Durchblutungsstörung des Gehirns angenommen

Druckulkus
(Mehrzahl: Druckulzera)
Wundliegen (siehe auch Dekubitalulkus, Dekubitus)

Duplex-Scan/Duplexsonographie
Kombination von Dopplersonographie und B-Bild-Sonographie (siehe auch jeweils dort) in einem Gerät

Dura mater
harte Hirnhaut

Durchblutungsstörung
Störung der Durchblutung und damit auch Nähr- und Sauerstoffversorgung; beim Gehirn mit der Gefahr eines Schlaganfalls verbunden

Dys-
Vorsilbe: gestört, nicht in Ordnung

dysarthria clumsy hand syndrome
englisch: Syndrom mit Dysarthrie (siehe dort) und Ungeschicklichkeit der Hand; eines der häufigsten lakunären Syndrome (siehe dort)

Dysarthrie
Störung des Sprechens (nicht der Sprache!) durch Lähmung oder gestörtes Zusammenwirken der Sprechmuskulatur mit undeutlichem, »verwaschenem« Sprechen; Wortwahl und Wortverständnis sind nicht betroffen

Dysästhesie
Mißempfindung; verfälschte und oft als unangenehm empfundene Wahrnehmung von Berührungs-, Schmerz- oder Temperaturreizen

Dysdiadochokinese
Einschränkung der Feinbeweglichkeit und Bewegungskoordination; Unfähigkeit, z. B. mit den Fingern oder der Hand rasch aufeinanderfolgende oder gegenläufige Bewegungen auszuführen (meist Ausdruck einer Kleinhirnschädigung)

Dysfunktion
Funktionsstörung

Dysgraphie
Schreibstörung

Dyskinesie
Störung von Willkürbewegungen einschließlich gleichzeitig auftretender unwillkürlicher Bewegungen

Dysmetrie
Bewegung ohne das richtige Maß, Zielunsicherheit (bei Kleinhirnstörungen)

dysmetrisch
mit einer Dysmetrie einhergehend

Dysphagie
Schluckstörung

Dysphasie
Sprachstörung

Dysphonie
Stimmstörung

dysphorisch
mißgelaunt, verstimmt

Dyspnoe
Atemstörung

Dysprosodie
Störung der Sprachmelodie

Dysregulation
Regulationsstörung eines Organsystems

Dysrhythmie
Unregelmäßigkeit eines Rhythmus, z. B. im EEG

Dyssynergie
gestörtes Zusammenwirken, z. B. von Muskeln

Dystonie
Störung einer Spannung, z. B. der Muskulatur mit unwillkürlichen Verkrampfungen

Dystrophie
durch Mangel- oder Fehlernährung bedingte Störungen und Veränderungen des ganzen Körpers bzw. einzelner Körperteile oder Gewebe; siehe auch Algodystrophie, Reflexdystrophie, Sudeck-Syndrom

Dysurie
Schmerzen oder Brennen beim Wasserlassen, meist Zeichen einer Blasenentzündung

E

Echokardiographie
Untersuchung und Abbildung des Herzens mit Ultraschall

Echolalie
echoähnliches, sinnloses und beharrliches Wiederholen von Äußerungen (Worten oder Sätzen) oder Fragen anderer, ohne Bezug darauf zu nehmen oder sie zu beantworten

effektiv
wirksam

Effektivität/Effizienz
Wirksamkeit, z. B. einer Behandlungsform

efferent
wegführend; z. B. vom Gehirn zu Körperorganen laufende Nervenbahnen

Efferenzen
wegführende, vom Gehirn zu Körperorganen laufende Nervenbahnen

Eigenanamnese
Schilderung der Krankheitsvorgeschichte mit Entwicklung der jetzigen und früheren Beschwerden sowie der erfolgten Untersuchungen und Behandlungen durch die Betroffenen selbst

Eigenreflex
Reflex, bei dem Reiz- und Reflexorgan unmittelbar zusammen liegen; siehe auch Muskeleigenreflex

eineiige Zwillinge
Zwillinge mit vollständig übereinstimmender (identischer) Erbanlage, die sich aus einer einzigen befruchteten Eizelle entwickeln

Einklemmung
druckbedingte Verlagerung, z. B. von Gehirnteilen; z. B. nach unten in das Foramen magnum (siehe dort) mit einem meist tödlichen Zusammendrücken des Hirnstamms

Einschlußkriterien
Liste von Merkmalen, z. B. zur Auswahl von Patienten für eine klinische Studie mit einem neuen Medikament; bei Schlaganfällen z. B. Alter, Vorerkrankungen, Veränderungen im Computer- bzw. Magnetresonanztomogramm oder Zeitabstand zwischen Eintritt des Ereignisses und Untersuchung

Einverständniserklärung
in der Regel schriftliche Erklärung eines Patienten oder seiner Angehörigen bzw. Betreuer, daß er nach ausführlicher Information über die möglichen Vor- und Nachteile zur Teilnahme an einer wissenschaftlichen Untersuchung bereit ist (z. B. über die Wirksamkeit und Verträglichkeit eines neuen Medikaments gegen Schlaganfälle)

Ekzem
nicht ansteckende, vielgestaltige und oft juckende Hautveränderung; auch als Nebenwirkung von Medikamenten möglich

Elektrode
elektrisch leitendes Teil zur Aufzeichnung von Spannungen, z. B. vom EEG an der Kopfhaut oder vom EKG am Brustkorb

Elektroenzephalographie (EEG)
Ableitung und Aufzeichnung der Spannungsschwankungen des Gehirns von der Kopfoberfläche; bei Schlaganfällen zeigen sich im EEG zwar häufig Veränderungen, die aber unspezifisch sind und keine Diagnosestellung erlauben

Elektrokardiographie (EKG)
: Aufzeichnung der von der Tätigkeit der Herzmuskulatur verursachten Spannungsschwankungen

Elektrolyte
: Stoffe, die in Lösungen elektrischen Strom leiten können; im Blut z. B. Natrium, Kalium, Kalzium und Chlorid (siehe auch jeweils dort)

Elektromyographie (EMG)
: Ableitung und Aufzeichnung von Muskelspannungen, meist durch eine in den Muskel eingestochene Nadel

Elektronystagmographie (ENG)
: Ableitung und Aufzeichnung von Augenbewegungen (am Auge besteht ein schwaches elektrisches Spannungsfeld, das über Elektroden an Stirn und Schläfe gemessen werden kann)

Elektrophorese
: Auftrennung von Eiweißstoffen, Fetten und fettartigen Stoffen (Lipidelektrophorese) oder sonstigen Substanzen im Blut oder Liquor durch Anlegen einer elektrischen Spannung

Elektrophysiologie
: Untersuchung der elektrischen Erregbarkeit und Funktion von Nerven- und Muskelzellen

Elektrotherapie
: Behandlung gelähmter Muskeln durch elektrische Reizung

Elimination
: Entfernung, Ausscheidung (z. B. eines Medikaments aus dem Körper)

Embolie
: Verschleppung von einem Embolus (siehe dort) in Blutgefäße, meist mit Hängenbleiben und Verstopfen kleiner Arterien

Emboliedetektion
: Embolieerfassung, Embolieerkennung

Embolisation
: Ausstreuung von embolischem Material mit Verschluß von Gefäßen; kann bei Gefäßmißbildungen auch zur Behandlung eingesetzt werden

embolischer Hirninfarkt
: Hirninfarkt aufgrund einer Embolie

Embolus (Mehrzahl: Emboli)
: »streuendes«, vom einem Thrombus im Herz oder in einem Blutgefäß oder einer sonstigen Quelle mit dem Blutstrom ausgeschwemmtes Klümpchen von geronnenem Blut, Fett oder Cholesterin; ein Embolus kann eine Arterie verschließen und damit zu einem Hirninfarkt führen

Emotion
: Gefühlserregung, Gefühlsäußerung

emotional/emotionell
: gefühlsmäßig, gefühlsbetont; Gefühle und Stimmung betreffend

Empathie
Fähigkeit, sich in andere Menschen einzufühlen

empirisch
erfahrungsbedingt, aufgrund der Beobachtung in gleichartigen Situationen

Endangi(i)tis obliterans
arterielle Verschlußkrankheit durch entzündlichen Wandprozeß mit Anlagerung von Thromben, die überwiegend jüngere männliche Raucher betrifft und zu Schlaganfällen führen kann; andere Bezeichnungen: Thrombangi(i)tis obliterans, von Winiwarter-Buerger-Krankheit

Endarteriektomie
operative Entfernung von durch thrombotische Auflagerungen bedingten Stenosen (Einengungen) von Arterien

endogen
innerhalb des Körpers entstehend

Endokarditis
Entzündung der inneren Auskleidung des Herzens und der Herzklappen

endokrin
mit einer Abgabe von Stoffen aus Körperorganen in das Blut einhergehend; z. B. Absonderung von Hormonen durch Drüsen

endokrines System
Drüsensystem, das Hormone in das Blut ausschüttet

Endorphine
Abkürzung für endogene, vom Körper selbst hergestellte morphiumähnliche Stoffe

Endothel
innere Gefäßauskleidung

Endothelzellen
Zellen der inneren Gefäßauskleidung

Endozytose
Aussonderung innerhalb von Zellen

Endstrominfarkt
Infarkt im Endstromgebiet einer nur von diesem Gefäß versorgten Arterie; tritt im Gehirn in erster Linie im sogenannten Marklager (siehe dort) auf, z. B. als lakunärer Infarkt (siehe dort)

Enhancement
englisch: Anreicherung, z. B. von Kontrastmittel (KM) bei der Computer- oder Magnetresonanztomographie

enteral
auf den Darm bezogen

Enteritis
(Dünn-) Darmentzündung

Entmarkung
Zerstörung der Markscheide von Nervenfasern im Zentralnervensystem

Enurese/Enuresis
unwillkürliches Harnlassen, Einnässen oder Bettnässen

Enzephalitis
Gehirnentzündung

Enzephalomalazie
: Gehirnerweichung; überholte Bezeichnung für Schlaganfall

Enzephalon
: Gehirn

Enzephalopathie
: allgemeine, unspezifische Bezeichnung für eine Funktionsstörung oder Krankheit des Gehirns, auch als Nebenwirkung von Medikamenten

Enzym
: Ferment, Eiweißstoff zur Beschleunigung von chemischen Reaktionen und Stoffwechselvorgängen im Körper

eosinophil
: sich bevorzugt mit dem Stoff Eosin anfärbend; ein Nachweis von entsprechenden Gewebsveränderungen ist ein Hinweis auf Entzündungen oder Allergien

Ependym
: innere Auskleidung der Hirnkammern (Ventrikeln) und des Zentralkanals im Rückenmark

ephaptisch
: eine abnorme Erregungsübertragung zwischen direkt benachbarten Nervenfasern betreffend (ohne Beteiligung von Synapsen, siehe auch dort)

epi-
: Vorsilbe: über, darüber gelegen

Epidemie
: massenhaftes Auftreten einer Krankheit in einem begrenzten Gebiet und Zeitraum (meist Infektionskrankheiten)

Epidemiologie
: Häufigkeit und Verbreitung von Krankheiten

epidemisch
: mit einer Epidemie einhergehend; örtlich und zeitlich gehäuft auftretend (z. B. Infektionskrankheiten)

epidural
: über, auf der Dura mater (harten Hirnhaut)

epidurale Blutung/ Epiduralhämatom
: Blutung oberhalb der Dura mater (harten Hirnhaut) und damit außerhalb des Gehirns in den Zwischenraum zum Schädelknochen

Epilepsie
: Oberbegriff für Störungen oder Krankheiten, die mit chronischen, wiederholt auftretenden epileptischen Anfällen einhergehen

epileptisch
: mit epileptischen Anfällen einhergehend, zu epileptischen Anfällen gehörend

epileptischer Anfall
: »Krampfanfall«; es gibt viele verschiedene Arten epileptischer Anfälle, die mit und ohne Krampfen und mit und ohne Störung des Bewußtseins einhergehen können; nach Schlaganfällen sind epileptische Anfälle aufgrund der Schädigung des Gehirns etwa 10mal häufiger als bei Gesunden, wobei am häufigsten komplexe fokale und generalisierte tonisch-klonische oder

Grand-mal-Anfälle auftreten
(siehe jeweils dort)

Episode
Zeitabschnitt, z. B. mit Auftreten einer Störung oder Krankheit

Ergotherapie
Beschäftigungs- und Aktivierungstherapie; Erfassung und Behandlung von Störungen und Behinderungen durch Einsetzen und Üben ausgewählter Aktivitäten zur Erreichung einer größtmöglichen Selbständigkeit

Erhaltungsdosis
gleichbleibende Dosis eines Medikaments, die über eine längere Zeit eingenommen wird

Erkrankungsalter
Lebensalter beim Auftreten einer Krankheit

Erstmanifestation
erstmaliges Auftreten von Krankheitszeichen; die Erstmanifestation von Durchblutungsstörungen des Gehirns kann z. b. in Sehstörungen (siehe auch Optikusneuritis) oder einem Kribbelgefühl (siehe auch Parästhesie) bestehen

Erythem
meist äußerlich bedingte entzündliche Hautrötung infolge Mehrdurchblutung, z. B. durch Hautreizungen wie Sonnenbrand oder Urin (z. B. bei Inkontinenz, siehe dort)

Erythrozyten
rote Blutkörperchen

Eskalation
Ausweitung, Steigerung

essentiell
wesentlich, unentbehrlich, unbedingt erforderlich: bei Krankheiten auch: unbestimmter oder unbekannter Ursache

essentielle Hypertonie
Bluthochdruck ohne erkennbare Ursache

Ethikkommission
von Krankenhäusern oder anderen Einrichtungen gebildete Kommission, die z. B. die ethischen Voraussetzungen zur Anwendung neuer, noch nicht im Handel befindlicher Medikamente überprüft

ethisch
sittlich, moralisch

Euphorie
auffällige, den Umständen nicht angemessene Stimmungsanhebung; unbegründete, nicht angemessene Zuversicht

euphorisch
mit einer Euphorie einhergehend

Eustreß
positiver, nicht schädlicher Streß

Evaluation
Bewertung

evozieren
hervorrufen

evozierte Potentiale
Folge von Spannungsschwankungen des EEGs bzw. elektri-

scher Aktivität über Nervensträngen und im Rückenmark, die nach wiederholter Reizung der entsprechenden Sinnesorgane (Augen: visuell evozierte Potentiale [VEP, siehe dort], Ohren: akustisch evozierte Potentiale [AEP, siehe dort], Haut: somatosensibel evozierte Potentiale [SEP, siehe dort]) von der Körperoberfläche (Kopfhaut, Haut über Rückenmark und Nervengeflechte) abgeleitet und mit Hilfe elektronischer Verstärker nach vielfacher Mittelung der Antworten dargestellt werden

Exanthem
innerlich bedingter, häufig großflächiger Hautausschlag, entzündlicher (bei Infektionskrankheiten) oder allergischer Genese (z. B. bei Medikamentenunverträglichkeit)

Exazerbation
plötzliche Verschlechterung

exogen
von außerhalb des Körpers kommend, außerhalb des Körpers entstanden

Expansion
Ausdehnung, Ausbreitung

Expektorans
(Mehrzahl: Expektorantien)
schleimlösendes, Auswurf förderndes Medikament

Exploration
Erkundung, ärztliche Befragung zu Krankheitsvorgeschichte und Verlauf

Exposition
»Aussetzung«, Belastung, z. B. mit Krankheitserregern oder Schadstoffen

expressive Aphasie
Störung der Sprachbildung (= Broca-Aphasie, = motorische Aphasie, = nichtflüssige Aphasie)

Exsikkose
»Austrocknung«, Flüssigkeitsverminderung im Körper; oft schon durch zu weniges Trinken besonders älterer Menschen

Extensoren
Streckmuskeln

Extensorspasmus/Extensortonus
(krankhaft erhöhte) Anspannung der Streckmuskulatur, z. B. in den Beinen

extra-
Vorsilbe: außerhalb von, zusätzlich erfolgend

extrakraniell
außerhalb des Kopfes

extrakranielle-intrakranielle (EC/IC-) Bypassoperation
Operation bei Verschlüssen der hirnversorgenden Arterien mit Schaffen einer Anastomose (siehe dort) zwischen extra- und intrakraniellen Arterien wie z. B. einem Ast der äußeren, für die Versorgung des Gesichtes und der Kopfhaut zuständigen Halsschlagader (= Arteria carotis externa) und einem Ast der mittleren Hirnarterie (= Arteria cerebri media)

Extrakt
Auszug; bei Medikamenten zur Behandlung von Durchblutungsstörungen z. B. aus Schlangengiften (siehe Ancrod) oder aus Blättern des Baumes Ginkgo biloba (siehe dort)

extrapyramidal
außerhalb der sogenannten Pyramidenbahn (für die Willkürmotorik) gelegen

extrapyramidale Nebenwirkungen
Zeichen und Beschwerden als Nebenwirkung von Medikamenten, die unter anderem in Steifigkeit der Muskulatur (Rigidität), Unruhe, Gangstörungen und unwillkürlichen Bewegungen bestehen

Extrasystole
zusätzlicher, nicht im normalen Rhythmus auftretender Herzschlag

extrazerebral
außerhalb des Gehirns

Extremität
Endteil, z. B. des Körpers; Gliedmaße (Arme und Beine)

exzessiv
das übliche Maß übersteigend

exzitatorisch
erregend

exzitatorische Aminosäuren
erregende Aminosäure (siehe auch dort); es wird vermutet, daß exzitatorische Aminosäuren bei Durchblutungsstörungen des Gehirns eine schädliche Rolle spielen

F

Facialisparese
siehe Fazialisparese

Fahrtauglichkeit
Eignung, motorisierte Fahrzeuge zu steuern; nach Schlaganfällen zumindest vorübergehend nicht mehr gegeben

Falx cerebri
Hirnsichel; aus harter Hirnhaut (Dura mater) bestehend und in der Mittellinie die beiden Großhirnhälften weitgehend voneinander trennend

farbkodierte Duplexsonographie
durch Farbgebung (rot für arterielles und blau für venöses Blut) in ihrer Aussagekraft verbesserte Duplexsonographie (siehe dort)

fazial
das Gesicht betreffend

Fazialisparese
Lähmung der Gesichtsmuskulatur, bei Schlaganfällen meist auf der Seite der Lähmung von Arm und Bein (= Schlaganfall im Großhirnbereich), aber auch auf der anderen Seite (= »gekreuzte« Lähmungen bei Schlaganfall im Hirnstammbereich) möglich; eine periphere Fazialisparese (siehe dort) kann mit einem Schlaganfall verwechselt werden (Abb. 8, S. 66)

Feinmotorik
feinere Bewegungen, z. B. der Finger; Gegensatz: Grobmotorik (siehe dort)

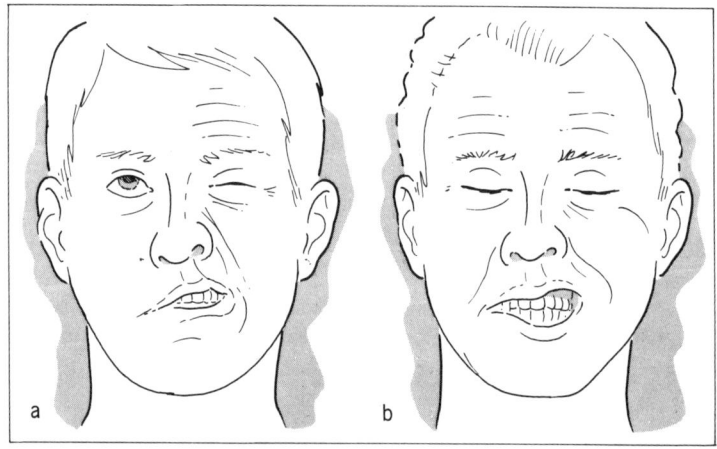

Abb. 8 Rechtsseitige periphere Fazialisparese und Gesichtslähmung bei Schlaganfall (jeweils beim Versuch, die Augen zuzukneifen und die Zähne zu zeigen)

femoral
: das Bein betreffend

Femoraliskatheter
: von der Arteria femoralis (= Beinschlagader) rückwärts bis zum Herzen und von dort in die hirnzuführenden Arterien vorgeschobener Katheter (siehe dort), z. B. zur transfemoralen Angiographie oder Lysetherapie (siehe jeweils dort)

Fettsäuren
: Fettbestandteil; chemisch werden ungesättigte, einfach ungesättigte und mehrfach ungesättigte Fettsäuren unterschieden, von denen besonders die gesättigten Fettsäuren mit der Entstehung von Durchblutungsstörungen des Gehirns in Verbindung gebracht werden

Fettsucht
: starkes Übergewicht (Adipositas); Körpergewicht 20 % über dem Normalgewicht

Fibrin
: ein aus Fibrinogen gebildetes Eiweiß, das Blutzellen und andere Stoffe bei der Blutgerinnung miteinander »verklebt«

Fibrinogen
: Fibrinvorstufe, körpereigener Stoff zur Förderung der Blutgerinnung

Fibrinolyse
: Auflösung von Blutgerinnseln

fibromuskuläre Dysplasie (FMD)
: angeborene Gefäßkrankheit mit Bindegewebsschwäche in der Wand von Arterien, unter anderem der Halsschlagadern; begünstigt das Entstehen einer Dissektion (siehe dort)

filiform
fadenförmig

filiforme Stenose
fadenförmige, hochgradige Einengung eines Gefäßes

Fingeragnosie
Unfähigkeit des (Wieder-) Erkennens ertasteter Gegenstände trotz normalen Berührungs- und Tastsinns für einfache Reize

Fingerapraxie
Unfähigkeit des regelrechten Gebrauchs der Finger trotz normaler Kraft

Finger-Finger-Versuch (FFV)
Zeigeversuch, bei dem mit geschlossenen Augen und ausgestreckten Armen die Spitzen beider Zeigefinger aufeinander geführt werden sollen; Unsicherheiten weisen auf eine gestörte Funktion des Kleinhirns hin

Finger-Nase-Versuch (FNV)
Zeigeversuch, bei dem mit geschlossenen Augen und ausgestreckten Armen die Spitze eines Zeigefingers auf die Nasenspitze geführt werden soll; Unsicherheiten weisen auf eine gestörte Funktion des Kleinhirns hin

Fingerperimetrie
Gesichtsfeldüberprüfung durch Fingerbewegungen, siehe Konfrontationsperimetrie

Flavonoide
in hoher Konzentration z. B. in frischem Obst, Gemüse oder Tee enthaltene Stoffe, die vor einem Schlaganfall schützen können

Flexion
Beugung, z. B. eines Gelenks

Flexoren
Beugemuskeln

flow
englisch: Fluß, z. B. Blutfluß

Fluktuation
Schwankung, z. B. der Gedächtnisleistung oder Stimmung

flüssige Aphasie
das Sprachverständnis betreffende Aphasie mit flüssigem Reden, wobei das Gesprochene aber nicht verständlich ist (»Wortsalat«; = rezeptive Aphasie, = sensorische Aphasie = Wernicke-Aphasie)

fokal
»herdförmig«, umschrieben, nur einen Teil betreffend

fokaler Anfall
nur einen Teil des Gehirns betreffender epileptischer Anfall ohne oder mit Bewußtseinsstörung

fokale Ausfälle
nur einen Teil des Gehirns betreffende Ausfälle; z. B. Sprachstörung, Gesichtsfeldausfälle oder Lähmung eines Arms bzw. einer Körperhälfte

Fokus
Herd, umschriebener Ausgangspunkt von Krankheiten oder Störungen

Follow-up
englisch: Nachfolgeuntersuchung; Verlaufskontrolle

Folsäure
Substanz mit Vitamincharakter und Bedeutung für den Zellstoffwechsel; ein Mangel geht u. a. mit Störungen der Blutbildung einher

Foramen (Mehrzahl: Foramina)
Öffnung, Loch

Foramen magnum
große Öffnung; am Kopf: Hinterkopfloch am Übergang zwischen Gehirn und Rückenmark

Foramen ovale
ovale Öffnung; am Herz: bei etwa 30 % aller Menschen vorkommende Öffnung zwischen den beiden Vorhöfen, meist ohne krankmachende Bedeutung

foudroyant
»blitzartig« einsetzend und sehr rasch verlaufend

Fraktur
Bruch, z. B. eines Knochens

Fremdanamnese
Schilderung der Krankheitsvorgeschichte mit Entwicklung der jetzigen und früheren Beschwerden sowie der erfolgten Untersuchungen und Behandlungen durch Angehörige bzw. Dritte

Fremdreflex
Reflex, bei dem Reiz- und Erfolgsorgan verschieden sind; z. B. Hautreiz, der zu einer Muskelanspannung führt (= Bauchhautreflex): andere Fremdreflexe sind der Kornealreflex und der Mayersche Grundgelenkreflex (siehe jeweils dort)

Frequenz
Häufigkeit eines Ereignisses in einer bestimmten Zeit

frontal
vorne gelegen (am Kopf: an der Stirn gelegen)

Frontalhirn
Stirnhirn

Frontallappen
Stirnlappen des Großhirns (Abb. 9, S. 73)

frühe akustisch evozierte Potentiale (FAEP)
innerhalb von 10 Millisekunden auftretende Folge von Spannungsschwankungen des EEGs, die nach wiederholter Reizung der Ohren mit kurzen Geräuschen von der Kopfhaut abgeleitet und mit Hilfe elektronischer Verstärker nach vielfacher Mittelung der Antworten dargestellt werden; die einzelnen Wellenabschnitte können verschiedenen Hirnstammstrukturen zugeordnet werden; bei Schlaganfällen im Hirnstammbereich finden sich häufiger Veränderungen

Frustration
Enttäuschung

Frustrationstoleranz
Fähigkeit, mit Enttäuschungen angemessen und ohne überschießende Reaktionen umzugehen

Fundoskopie
   Augenspiegelung, Betrachtung des Augenhintergrunds

Fundus
   Augenhintergrund

Fundus hypertonicus
   durch erhöhten Blutdruck bedingte Veränderungen am Augenhintergrund, z. B. Engstellungen der Arterien und Netzhautblutungen

Funktion
   Tätigkeit, Arbeitsweise, Leistung; die für ein Organ oder ein Organsystem charakteristische normale Tätigkeit

funktionell
   die Tätigkeit oder Leistung, nicht notwendigerweise die Struktur betreffend (z. B. bei der Störung eines Organs)

funktionelle Störung
   Störung der Tätigkeit eines Organs ohne körperliche Ursache

Funktionsstörung
   Störung der normalen Tätigkeit oder Leistung, z. B. des Gedächtnisses im Schläfenlappen

Fußklonus
   schnell aufeinanderfolgende, rhythmische Zuckungen des Fußes; stärkste Form einer Reflexsteigerung (siehe auch Pyramidenbahnzeichen)

G

Gadolinium
   chemische Substanz, deren intravenöse Gabe bei der Magnetresonanztomographie die Aussagekraft der Untersuchung erhöhen kann

Gamma-Aminobuttersäure (GABA)
   wichtigster hemmender Transmitter (Überträgerstoff) im Gehirn

Gammaglobulin
   Immunglobulin (siehe dort)

Gangataxie
   Unsicherheit beim Gehen durch gestörtes Zusammenspiel der Muskulatur

Ganglienzelle
   Nervenzelle

Gastritis
   Magenschleimhautentzündung, Magenverstimmung

Gastroenteritis
   Magen-Darm-Entzündung

gastrointestinal
   Magen und Darm betreffend

Gefäßlumen
   Gefäßöffnung, lichte Weite (siehe auch Lumen)

Gehirnjogging (GeJo)
   geistiges Training; Übungen zur Erhaltung der geistigen Leistungsfähigkeit; kann nach Schlaganfällen gelegentlich sinnvoll sein

gemischte Aphasie
   Aphasie mit Störung sowohl des Sprachverständnisses als auch der Sprachbildung

Gen
: Erbfaktor, Abschnitt auf den aus doppelsträngiger Desoxyribonukleinsäure (DNS) zusammengesetzten Chromosomen als Träger der Erbanlagen; jedem Gen entspricht die Bauanleitung für einen Eiweißstoff

generalisiert
: allgemein, das Ganze betreffend

generalisierter tonisch-klonischer Anfall
: alle Gehirnabschnitte beteiligender Krampfanfall mit Bewußtseinsverlust sowie Versteifen und nachfolgendem Zucken der Extremitäten

Generikum (Mehrzahl: Generika)
: »Nachahmermedikament«; nach Ablauf der gesetzlichen Schutzfrist für neue Wirkstoffe auf den Markt gebrachtes Medikament mit gleichem Inhaltsstoff

generische Bezeichnung
: chemische Kurzbezeichnung, Freiname von Medikamenten nach ihrem Wirkstoff; nach Ablauf der gesetzlichen Schutzfrist auch Handelsname

Genese
: Entstehung, Entwicklung, Entstehungsgeschichte

Genetik
: Vererblichkeitslehre, z. B. von Krankheiten

genetisch
: erblich bedingt, Vererbung betreffend

genetische Faktoren
: Erbanlagen

Genotyp
: Gesamtheit der durch die Erbanlagen gegebenen Merkmale; Gegensatz: Phänotyp (siehe dort) als individuelle Ausprägung

genuin
: bei Krankheiten: ohne Anhalt für eine erworbene Ursache, vermutlich erblich bedingt (siehe auch idiopathisch)

Geriatrie
: Altersmedizin, Lehre der Alterskrankheiten

Geriatrika
: Medikamente für Alterskrankheiten

Gerontologie
: Alterswissenschaft, Lehre des normalen Alterns

Gerontopsychiatrie
: Alterspsychiatrie

gesättigte Fettsäuren
: mit der Entstehung von Durchblutungsstörungen des Gehirns in Verbindung gebrachte Fettsäuren (siehe auch dort)

Gesichtsfeld
: Ausschnitt der Umwelt, der bei gleichbleibender Kopfhaltung gesehen werden kann (Sehbereich); Prüfung durch Geräte (Perimetrie) oder Finger- bzw. Handbewegungen des Arztes (siehe auch Konfrontationsperimetrie)

Gesichtsfeldausfall/
Gesichtsfelddefekt
: Ausfall, Lücke im Gesichtsfeld; jeder Mensch hat z. B. einen sog. blinden Fleck an der Austrittsstelle des Sehnerven, bei Schlaganfällen kann es zu zusätzlichen Ausfällen kommen

Gestation
: Oberbegriff für Schwangerschaft, Geburt und Wochenbett

Gestik
: körperliche Ausdrucksbewegungen

Gewebsplasminogenaktivator
: in vielen Geweben des Körpers vorhandener Stoff zur Aktivierung der Fibrinolyse und Auflösung von Blutgerinnseln; kann gentechnisch hergestellt und als Medikament verwendet werden (englisch: tissue plasminogen activator, TPA)

Ginkgo biloba
: Baum, aus dessen Blättern ein Extrakt (Auszug) hergestellt werden kann, der u. a. zur Behandlung von Durchblutungsstörungen des Gehirns und sogenannten Hirnleistungsstörungen (siehe dort) eingesetzt wird

Glaukom
: »grüner Star«, krankhaft erhöhter Augeninnendruck; bei bestehendem Glaukom dürfen manche Medikamente nicht eingenommen werden

Gleichgewichtsorgan
: im Felsenbeinknochen (der Schädelbasis) liegendes System aus flüssigkeitsgefüllten bogenförmigen Gängen und Rezeptoren zur Erkennung von Bewegungen und Körperlage

Glia/Gliazelle
: Stütz- und Nährgewebe des Nervensystems zwischen den Nervenzellen und Blutgefäßen

global
: allgemein, umfassend

globale Aphasie
: umfassende Sprachstörung, sowohl das Verstehen als auch die Sprachbildung betreffend

Globuline
: Gruppe wasserlöslicher Eiweißkörper im Blut und – in viel geringerer Konzentration – im Liquor, die unter anderem für Abwehrvorgänge zuständig und Baustein von Enzymen sind (siehe dort; siehe auch Immunglobuline)

Glukose
: Blutzucker (chemisch = Traubenzucker); wichtigster Energielieferant des Körpers

Glukose-Toleranz-Test (GTT)
: Zuckerbelastungstest mit Trinken einer stark zuckerhaltigen Lösung und Bestimmung des Blutzuckerwertes davor sowie in regelmäßigen Abständen danach

Glutamat/Glutaminsäure
: wichtiger erregender Transmitter (Überträgerstoff) im Gehirn

Glutamatkaskade
zellschädigende chemische Kettenreaktion im Gehirn mit Freisetzung von Glutamat; bei Schlaganfällen durch ischämische Zellschädigung ausgelöst

Grad der Behinderung (GdB)
Ausmaß der Behinderung im Schwerbehindertengesetz (früher Minderung der Erwerbsfähigkeit oder MdE)

Grand mal(-Anfall; Mehrzahl: Grands maux[-Anfälle])
französisch »großes Übel«; epileptischer Anfall mit Verlust des Bewußtseins und zuckendem Krampfen der Arme und Beine, siehe auch generalisierter tonisch-klonischer Anfall

Granulozyten
große weiße Blutkörperchen, unter anderem für die Infektabwehr zuständig (»Freßzellen«)

Graphästhesie
Fähigkeit, auf die Haut geschriebene Zahlen oder Buchstaben mit geschlossenen Augen zu erkennen

graue Substanz
mit bloßem Auge grau aussehende Teile des Zentralnervensystems; Sitz der Nervenzellen im Gehirn und Rückenmark

Gravidität
Schwangerschaft

gravierend
schwerwiegend

Grenzzoneninfarkt
Infarkt in den Randzonen der aneinandergrenzenden Versorgungsgebiete verschiedener Arterien, z. B. der vorderen und mittleren oder mittleren und hinteren Hirnarterie

Grobmotorik
grobe Bewegungsabläufe, z. B. Stehen oder Gehen; Gegensatz: Feinmotorik (siehe dort)

Großhirn
Hauptbestandteil des Gehirns mit Frontallappen (Stirnlappen), Parietallappen (Scheitellappen), Temporallappen (Schläfenlappen), Okzipitallappen (Hinterkopflappen) und Inselregion oder Zentrallappen (siehe auch jeweils dort und Abb. 9)

gustatorisch
Geschmacksempfindungen betreffend

gynäkologisch
die weiblichen Geschlechtsorgane betreffend

H

Halbseitenlähmung
Lähmung einer halben Körperseite (= Hemiparese)

Halbwertszeit
Zeit bis zum Abfall der Konzentration eines Medikamentes im Blut auf die Hälfte des Ausgangswertes nach einmaliger Einnahme

Halluzination
krankhafte Wahrnehmung tatsächlich nicht vorhandener

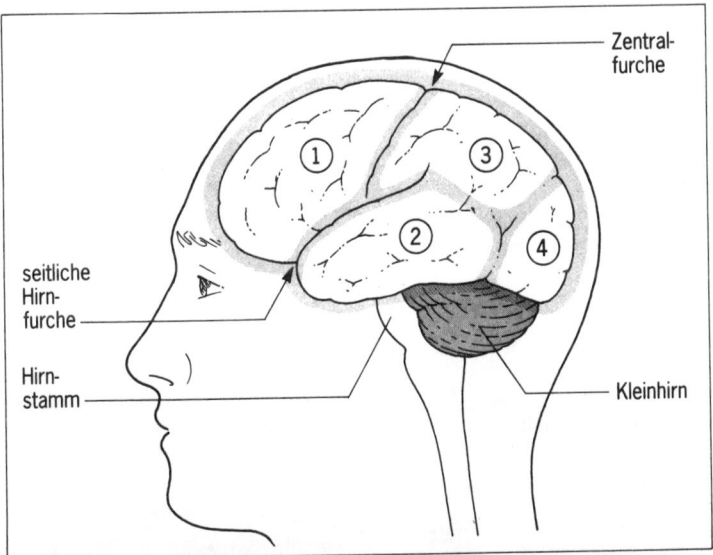

Abb. 9 Der Aufbau des Großhirns (1 = Stirnlappen, 2 = Schläfenlappen, 3 = Scheitellappen, 4 = Hinterkopflappen)

Sinneseindrücke; Halluzinationen treten bei Schlaganfällen nur selten auf

Haltetremor
  rhythmisches Muskelzittern bei Muskelanspannung, z. B. beim Halten eines Gegenstandes mit ausgestreckten Armen

Häm-
  Vorsilbe für Blut

Hämangiom
  Blutgefäßschwamm

hämatogen
  aus dem Blut stammend

Hämatokrit
  Volumenanteil der festen Blutbestandteile (roten und weißen Blutkörperchen) an der Gesamtmenge des Bluts

Hämatologie
  Lehre vom Blut und den Blutkrankheiten

Hämatom
  Blutung, Bluterguß

hämatopoetisch
  die Blutbildung betreffend

Hämaturie
  Blutausscheidung im Urin

Hämodilution
  Blutverdünnung

hämodynamisch
  die Blutströmung betreffend

hämodynamisch relevante (bedeutsame) Stenose
  die Blutströmung behindernde Gefäßeinengung

Hämoglobin
Farbstoff in den roten Blutkörperchen (Erythrozyten), der den in der Lunge aufgenommenen Sauerstoff in die Körpergewebe transportiert

Hämolyse
Auflösung der Blutkörperchen durch Einwirkung von giftigen Stoffen; kann auch als sehr seltene Nebenwirkung von Medikamenten vorkommen

Hämophilie
Bluterkrankheit

Hämorrhagie
Einblutung in Gewebe

hämorrhagische Transformation
Einblutung in einen zunächst minderdurchbluteten, blutarmen Infarkt

hämorrhagischer Infarkt
zunächst minderdurchbluteter, blutarmer Infarkt, in den es später eingeblutet hat

Handelsname
willkürliche Benennung von Medikamenten (»Phantasiename«)

Händigkeit
Seite der Gebrauchshand, meist auch der zum Schreiben benutzten Hand (früher wurden allerdings viele Menschen in der Schule »umerzogen«); bei Rechtshändern ist die »dominante«, für die Sprache verantwortliche Großhirnhälfte die linke, bei Linkshändern ist keine verläßliche Zuordnung möglich

Harninkontinenz
unwillkürlicher Harnabgang

hemi-
Vorsilbe für halb, halbseitig

Hemianästhesie
halbseitig aufgehobene Berührungs- und Schmerzempfindung

hemianopisch
mit einer halbseitigen Blindheit einhergehend

Hemianopsie
Halbseitenblindheit; halbseitiger Ausfall des Gesichtsfelds auf beiden Augen; bei Schlaganfällen meist als homonyme Hemianopsie (siehe dort)

Hemihypästhesie
halbseitig verminderte Berührungs- und Schmerzempfindung

Hemiparese
Halbseitenlähmung, teilweise Lähmung einer Körperseite

hemiparetisch
mit einer halbseitigen teilweisen Lähmung einhergehend

Hemiplegie
vollständige Halbseitenlähmung

hemiplegisch
mit einer halbseitigen vollständigen Lähmung einhergehend

Hemisphäre
Hälfte, z. B. des Großhirns

hemisphärisch
eine Großhirnhälfte betreffend

Heparin
Stoff, der die Blutgerinnung verzögert; wird z. B. bei Bettlägerigen zur Verringerung des Risikos von Thrombosen gegeben

heparinisieren
mit Heparin behandeln

hepatisch
die Leber betreffend

Hepatitis
Gelbsucht, Leberentzündung; kann infolge einer Virusentzündung, aber sehr selten auch als Nebenwirkung von Medikamenten vorkommen

Hepatopathie
»Leberstörung«; z. B. durch Medikamente

hepatotoxisch
leberschädlich

Hepatotoxizität
Leberschädlichkeit, z. B. durch Medikamente

Herd
bei Krankheiten: Ort von krankhaftem Geschehen

herdförmig
umschrieben

hereditär
erblich

Herniation
Einklemmung (siehe auch dort), z. B. von Gehirngewebe

Herzfrequenz
Zahl der Herzschläge pro Minute; Normalbereich in Ruhe = 60–100

Herzinfarkt
Durchblutungsstörung des Herzmuskels mit Absterben von Zellen und Narbenbildung

Herzinsuffizienz
Herz(muskel)schwäche mit verminderter Pumpleistung besonders unter Belastung

Herzklappen
ventilartige Verschlüsse zwischen den Herzkammern und zu den zu- und abführenden Blutgefäßen

Herzkranzgefäße
Arterien zur Versorgung der Herzmuskulatur mit sauerstoffreichem Blut

Herzrhythmusstörungen
Störungen des normalerweise regelmäßigen Herzschlags

heterogen
verschiedenartig, ungleichmäßig, aus verschiedenen Teilen zusammengesetzt; Gegensatz: homogen (siehe dort)

Heterogenität
Verschiedenartigkeit, Ungleichmäßigkeit; Gegensatz: Homogenität (siehe dort)

hintere ischämische Optikusneuropathie
durchblutungsbedingte Schädigung von hinteren Abschnitten des Sehnerven

hintere Schädelgrube
knöcherne Grube in der Schädelbasis (siehe dort) zur Aufnahme von Hirnstamm und Kleinhirn

Hirnabszeß
Eiterung im Gehirn

Hirnatrophie
Rückbildung, Schrumpfung des Gehirns, kommt sowohl im Rahmen normaler Alterungsvorgänge als auch bei allgemeinen Krankheiten und nach umschriebenen Schädigungen des Gehirns vor

Hirndurchblutung
Durchblutung des Gehirns

Hirnleistungsstörung(en)
Minderung der geistigen Leistungsfähigkeit; unspezifisches Zeichen vieler Krankheiten mit Beteiligung des Gehirns

Hirnleistungstraining
geistige Übungen zur Verbesserung der Hirnleistung

Hirnmassenblutung
siehe Massenblutung

Hirnnerven
zwölf beidseitig angelegte Nerven, die direkt aus dem Gehirn durch verschiedene Öffnungen im knöchernen Schädel austreten und vorwiegend Kopf und Hals versorgen; bei Schlaganfällen kommen am häufigsten Störungen des dritten bis siebten Hirnnerven vor

I (1)   Nervus olfactorius, Riechnerv
II (2)   Nervus opticus, Sehnerv
III (3)   Nervus oculomotorius, Augenmuskelnerv
IV (4)   Nervus trochlearis, Augenmuskelnerv
V (5)   Nervus trigeminus, Gefühls- und Kaunerv
VI (6)   Nervus abducens, Augenmuskelnerv
VII (7)   Nervus facialis, Gesichtsmuskelnerv
VIII (8)   Nervus statoacusticus, Hör- und Gleichgewichtsnerv
IX (9)   Nervus glossopharyngeus, Zungen- und Rachennerv
X (10)   Nervus vagus, Kehlkopf- und Herznerv
XI (11)   Nervus accessorius, Schulter- und Nackenmuskelnerv
XII (12)   Nervus hypoglossus, Zungennerv

Hirnödem
umschriebene oder allgemeine Hirnschwellung durch Wassereinlagerung

hirnorganisch
durch eine Störung des Gehirns bedingt

hirnorganisches Psychosyndrom (HOPS)
ungenaue Bezeichnung für psychische Veränderungen durch Störungen im Gehirn

Hirnrinde
an der Gehirnoberfläche liegender Teil der grauen Substanz des Gehirns; beim Menschen am weitesten entwickelt und Sitz der »höheren«, geistigen Funktionen wie Denken und Bewußtsein

Hirnsinus
große und von harter Hirnhaut bedeckte venöse Blutleiter an der Innenwand des Schädelknochens, in die die Hirnvenen münden

Hirnstamm
Verbindungsabschnitt zwischen Großhirn und Rückenmark, durch den alle Nervenimpulse – sowohl vom Gehirn zum Körper als auch umgekehrt – laufen (Abb. 9, S. 73)

Hirnstammanfall
anfallsweise auftretende, kurzdauernde Störung mit schmerzhaftem Zusammenziehen der Muskulatur einer Körperseite ohne Störung des Bewußtseins

Hirnstammreflexe
Reflexe zur Überprüfung der Hirnstammfunktionen; siehe auch Blinkreflex, Kornealreflex und Masseterreflex

Hirnstammsymptom
Krankheitszeichen infolge gestörter Hirnstammfunktion

Hirnstammsyndrom
charakteristische Kombination von Krankheitszeichen infolge gestörter Hirnstammfunktionen

Hirntrauma
Hirnverletzung, siehe auch Schädel-Hirn-Trauma

Hirnvenen- und -sinusthrombose
Thrombose in Hirnvenen und Sinus (großen venösen Blutleitern an der Oberfläche des Gehirns)

Histologie
Lehre von den Körpergeweben; mikroskopisch sichtbarer Feinbau von Geweben und Organen

histologisch
feingeweblich

homogen
gleichartig, gleichmäßig, aus gleichen Teilen zusammengesetzt; Gegensatz: heterogen (siehe dort)

Homogenität
Gleichartigkeit, Gleichmäßigkeit; Gegensatz: Heterogenität (siehe dort)

homolateral
gleichseitig, auf derselben Seite

homolog
gleichliegend, übereinstimmend

homonym
gleichnamig, gleichgerichtet, sich entsprechend

homonyme Hemianopsie
nach derselben Seite gerichteter halbseitiger Gesichtsfeldausfall auf beiden Augen; bei einer homonymen Hemianopsie nach links ist z. B. das Gesichtsfeld auf beiden Augen nach links ausgefallen, das heißt auf dem linken Auge die äußere, temporale und auf dem rechten Auge die innere, nasale Hälfte

Homöopathie
Behandlungsmethode mit zwei wesentlichen Prinzipien: Erstens werden Arzneimittel gewählt, die beim Gesunden in höherer Dosierung ähnliche Krankheitszeichen hervorrufen wie bei dem zu behandelnden Kranken, zweitens wer-

den diese Stoffe in sehr starker Verdünnung gegeben; bei Schlaganfällen ist ein Nutzen der Homöopathie bisher nicht nachgewiesen worden; Gegensatz: Allopathie (siehe dort)

Homozystein
körpereigene Aminosäure (siehe dort), die bei Stoffwechselstörungen oder einseitiger Ernährung krankhaft erniedrigt und dann möglicherweise Ursache von Schlaganfällen sein kann

Homozysteinurie
angeborene Krankheit mit vermehrter Ausscheidung von Homozystein im Urin; seltene Ursache von Schlaganfällen

Hörbahn
Verlauf der für das Hören zuständigen Nervenzellen vom Ohr durch das Gehirn; durchblutungsbedingte Schädigungen der Hörbahn im Hirnstamm (siehe dort) können u. U. mit den akustisch evozierten Potentialen (AEP, siehe dort) nachgewiesen werden

Hormone
vom Körper selbst in spezialisierten Zellen hergestellte Signalstoffe, die schon in kleinsten Mengen wichtige Soffwechselabläufe beeinflussen

hormonelle Kontrazeptiva
Hormone enthaltende Medikamente zur Verhütung einer Schwangerschaft (= »Antibabypille«); Frauen, die hormonelle Kontrazeptiva einnehmen, haben besonders dann ein erhöhtes Schlaganfallrisiko, wenn sie schon über 40 Jahre alt sind, gleichzeitig rauchen oder einen erhöhten Blutdruck haben

Horner-Syndrom
gleichzeitiges Auftreten von 1. Herabhängen des Oberlides und 2. Verengung der Pupille am Auge der betroffenen Seite (zusätzlich 3. leichtes Zurücktreten des Augapfels und 4. vermindertes Schwitzen an der Stirn, was aber nicht so gut sichtbar ist bzw. selten untersucht wird)

Hydrotherapie
Wasserbehandlung; nach Schlaganfällen kann eine Hydrotherapie im Rahmen der Krankengymnastik sinnvoll sein

Hypalgesie
Unterempfindlichkeit gegenüber Schmerzreizen

Hypästhesie
Unterempfindlichkeit gegenüber Berührungsreizen

hyper-
Vorsilbe für über-, erhöht, vermehrt

Hyperalgesie
Überempfindlichkeit gegenüber Schmerzreizen

Hyperämie
vermehrte Durchblutung

Hyperästhesie
Überempfindlichkeit gegenüber Berührungsreizen

Hypercholesterinämie
erhöhter Cholesteringehalt im Blut

hyperdens
vermehrt dicht

hyperdenses Mediazeichen
vermehrt dichte Arteria cerebri media (mittlere Gehirnarterie) im Computertomogramm (CT, siehe dort) ohne Kontrastmittelgabe als Zeichen für eine frische Thrombose

Hyperglykämie
»Überzuckerung«, erhöhte Blutzuckerwerte

Hyperkinese
übermäßig starke Bewegung

Hyperlipidämie
erhöhter Fettgehalt im Blut

Hypermetrie
über das Ziel hinausschießende, schlecht abgestimmte Bewegung; z. B. beim Finger-Nase-Versuch (siehe dort)

Hyperpathie
vermehrte Berührungs- und Schmerzempfindung, bei der schon leichteste Berührungen als sehr unangenehm empfunden werden können

Hyperreflexie
Reflexsteigerung

Hypersalivation
vermehrter Speichelfluß

Hypersomnie
vermehrtes Schlafbedürfnis, z. B. als Nebenwirkung von Medikamenten

Hypertension
Überdruck, erhöhter Blutdruck

hypertensiv
mit einem erhöhten Blutdruck einhergehend

hypertensive (Hirn-) Blutung
auf einen erhöhten Blutdruck zurückzuführende Blutung (in das Gehirn)

hypertensive Enzephalopathie
Zeichen einer allgemeinen Funktionsstörung des Gehirns bei extrem starker Blutdruckerhöhung

hypertensive Krise
Hochdruckkrise; starkes Ansteigen des Blutdrucks mit plötzlich auftretenden Störungen der Durchblutung im Gehirn und anderen Organen

Hyperthyreose
Überfunktion der Schilddrüse, vermehrte Ausschüttung von Schilddrüsenhormonen

Hypertonie/Hypertonus
1. erhöhter Blutdruck, 2. erhöhte Muskelanspannung

Hypertriglyzeridämie
erhöhter Gehalt an Triglyzerid (siehe dort) im Blut

Hyperurikämie
erhöhter Harnsäuregehalt im Blut

Hyperventilation
Überatmung

Hyperviskosität/ Hyperviskositäts-Syndrom
Eindickung; beim Blut: Zunahme der Zellen und Abnah-

me des Plasmas, seltene Ursache von Schlaganfällen

hypervolämisch
mit einer Vermehrung des Volumens einhergehend; bei einer hypervolämischen Infusionsbehandlung wird z. B. das Volumen bzw. die Menge der im Körper zirkulierenden Flüssigkeit erhöht

Hypnotikum
(Mehrzahl: Hypnotika)
müde machendes, den Schlaf förderndes Medikament (u. a. Benzodiazepine, siehe dort)

hypo-
Vorsilbe für unter-, erniedrigt, vermindert

Hypochondrie
Krankheitseinbildung

hypodens
vermindert dicht

Hypodensie
Dichteminderung; im Computertomogramm z. B. im Bereich von Schlaganfällen (Abb. 7, S. 51)

Hypoglykämie
»Unterzuckerung«, starker Abfall des Blutzuckers; hauptsächlich bei der Zuckerkrankheit auftretend

Hypokinese
verminderte Beweglichkeit, Mangel an Bewegung

Hyponatriämie
verminderte Konzentration von Natrium im Blut, z. B. bei einer Behandlung mit Carbamazepin

Hypoperfusion
Minderdurchblutung

Hypophyse
Hirnanhangsdrüse, liegt an der Unterseite des Gehirns und bildet eine Vielzahl von Hormonen, die wiederum viele Drüsen des Körpers steuern; unter anderem für die Bildung von adrenokortikotropem Hormon (ACTH) zuständig (siehe dort)

Hypoplasie
zu schwache oder zu dünne Anlage, z. B. eines Blutgefäßes

hypoplastisch
zu schwach oder zu dünn angelegt

Hypothese
Annahme, Überlegung, z. B. zur Ursache einer Krankheit

Hyposexualität
verminderte Sexualität

Hyposmie
verminderte Geruchsempfindung

Hypothalamus
Gebiet unter dem Thalamus (siehe dort); Sitz vieler Regulationszentren, z. B. für Durst und Hunger

Hypothyreose
Unterfunktion der Schilddrüse, verminderte Ausschüttung von Schilddrüsenhormonen

Hypotonie, Hypotonus
1. verminderter Blutdruck,
2. verminderte Muskelanspannung

hypovolämisch
  mit einer Verminderung des Volumens einhergehend; bei einer hypovolämischen Infusionsbehandlung wird z. B. das Volumen bzw. die Menge der im Körper zirkulierenden Flüssigkeit erniedrigt

Hypoxie
  Sauerstoffmangel

hypoxisch
  hypoxiebedingt

I

iatrogen
  durch den Arzt beziehungsweise die ärztliche Behandlung verursacht; z. B. durch ein verordnetes Medikament

ICD-Nummer
  (ICD = englisch: international classification of diseases = Internationale Klassifikation von Krankheiten) die ICD-Nummern werden in ärztlichen Berichten oft zusammen mit den Diagnosen genannt; Schlaganfälle haben in der derzeitigen Version (ICD-10) die Nummern I60-I69

ideatorisch
  auf eine Ideation (Handlungsentwurf) bezogen

ideatorische Agnosie
  Unfähigkeit des (Wieder-) Erkennens von Bedeutungen trotz normaler Funktion der Sinnesorgane; z. B. können Schlaganfallkranke u. U. die Fernbedienung eines Fernsehapparates oder andere Gegenstände nicht mehr richtig benutzen

ideatorische Apraxie
  Unfähigkeit, komplizierte Handlungsfolgen in der richtigen Reihenfolge oder mit richtigem Benutzen verschiedener Dinge auszuführen, z. B. mit einem Zeigefinger zuerst auf die Nasenspitze, dann an ein Ohrläppchen und schließlich an die andere Hand zu fassen; dies macht sich auch im Alltag durch ein zunehmendes Unvermögen bemerkbar, Gegenstände entsprechend ihrer Bedeutung zu benutzen, z. B. Kleidungsstücke richtig oder in der richtigen Reihenfolge anzuziehen

ideokinetische Apraxie
  Unfähigkeit, eine Handlungsabsicht auf einen Handlungsablauf zu übertragen

ideomotorische Apraxie
  Unfähigkeit, symbolische Handlungen oder Gesten auszuführen, z. B. so zu tun, als putze man sich die Zähne oder zeige jemandem »einen Vogel«; dies macht sich im Alltag kaum bemerkbar

idiopathisch
  von selbst entstanden, ohne faßbare Ursache

Idiosynkrasie
  1. plötzlich auftretende, heftige Überempfindlichkeit, z. B. Allergie gegenüber Medikamenten, 2. Abneigung, Widerwille, z. B. gegen bestimmte Nahrungsmittel

idiosynkratische Nebenwirkung
mit einer plötzlich auftretenden, heftigen Überempfindlichkeit einhergehende Nebenwirkung; z. b. schwere Veränderungen am Blutbild, an der Leber oder anderen inneren Organen oder an der Haut

Ileus
Darmverschluß

Illusion
Wahrnehmungstäuschung mit Um- und Fehldeutung von Sinneseindrücken bzw. wirklichen Begebenheiten

Immobilisieren/Immobilisierung
Ruhigstellen, Ruhigstellung

immun
für Krankheiten unempfänglich, gefeit; meist auf Krankheitserreger und den durch eine durchgemachte Krankheit oder Impfung erworbenen Zustand bezogen; umgangssprachlich auch benutzt für »psychisch abgehärtet« gegen bestimmte Dinge

Immunsuppressivum
(Mehrzahl: Immunsuppressiva)
Medikament zur Abschwächung bzw. Unterdrückung von Abwehrreaktionen

Immunsystem
Abwehrsystem; zusammenfassende Bezeichnung für die Körperorgane, die für eine erworbene Unempfänglichkeit (= Immunität) gegenüber Krankheitserregern und deren Giften zuständig sind

Impotenz
Unvermögen eines Mannes zur Vollziehung des Geschlechtsverkehrs

Impuls
elektrisches Signal im Nervensystem, als Spannung meßbar

inadäquat
unangemessen, nicht entsprechend; z. B. Auswahl und Dosierung einer medikamentösen Behandlung

Inaktivität
mangelnde Aktivität

Indikation
Anwendungsgebiet; Grund, Notwendigkeit für die Durchführung einer Untersuchung oder Maßnahme

Indikationsstellung
Entscheidung für eine Untersuchung oder Behandlung

Indikator
Anzeiger

indiziert
angezeigt

Induktion
Anregung, Steigerung, Erhöhung; z. B. des Abbaus eines Medikamentes in der Leber

induziert
angeregt, gesteigert, erhöht

Infarkt
Absterben von Gewebe (z. B. im Gehirn oder Herz) wegen einer Mangeldurchblutung (Ischämie, siehe auch dort)

infaust
ungünstig, aussichtslos

Infektion
Entzündung

Infiltration
umschriebenes Eindringen ortsfremder Zellen in Gewebe

Influenza
Grippe

infra-
Vorsilbe: unter, unterhalb

infratentoriell
unterhalb des Tentoriums (siehe dort) gelegen

Infusion
»Tropf«, Einleitung einer Flüssigkeit oder Lösung eines Medikamentes in eine Vene

Infusomat
Gerät zur automatischen Steuerung der Einlaufgeschwindigkeit (Dosierung) einer Infusion

Inhibition
Hemmung, z. B. von chemischen Vorgängen

Inhibitor
Hemmstoff von chemischen Vorgängen, z. B. der Freisetzung von Überträgerstoffen oder der Aktivität von Enzymen

inhibitorisch
hemmend

initial
anfänglich, zu Beginn

Initialsymptom
erstes Krankheitszeichen

Injektion
Einspritzung

Injektionsreaktion
Einspritzungsreaktion; z. B. schmerzhafte Rötung nach Gabe von Medikamenten

Inkontinenz
fehlende Steuerung, meist für unwillkürlichen Urin- oder Stuhlabgang benutzt (siehe aber auch Affektinkontinenz)

Inkubationszeit
Zeit zwischen Ansteckung mit einem Erreger und Auftreten von Krankheitszeichen

innere Kapsel (lateinisch: Capsula interna)
schalenförmige Ausbreitung der zur und von der Hirnrinde verlaufenden Nervenbahnen im Marklager des Gehirns zwischen den Stammganglien (siehe dort)

Inokulation
Einbringung, Übertragung von Erreger- oder Zellmaterial in einen Organismus; kann absichtlich (z. B. Impfung) oder unabsichtlich erfolgen

Inselregion
von Schläfenlappen und Scheitellappen verdeckter Hirnteil; andere Bezeichnung: Insellappen oder Zentrallappen

Insomnie
Schlaflosigkeit

Insuffizienz
Unzulänglichkeit, Schwäche, unzureichende Leistung

Insulin
Hormon der Bauchspeicheldrüse zur Steuerung des Blutzuckers, Insulinmangel führt zur Zuckerkrankheit (Diabetes mellitus)

Insult
lateinisch: insultare = taumeln; plötzliche auftretende Störung, z. B. Schlaganfall

Integration
Eingliederung, z. b. kranker Menschen in die Gesellschaft

intellektuell
die geistige Leistungsfähigkeit betreffend

Intelligenz
geistige Begabung und Beweglichkeit

Intelligenzquotient (IQ)
aus Intelligenztests errechneter Punktwert als Maß der geistigen Leistungsfähigkeit; Maß für das Ergebnis einer Intelligenzmessung (Mittel- oder Normalbereich = 90–110)

Intelligenztest
Fragebogen und sonstige Verfahren zur Messung der Intelligenz

Intentionstremor
unwillkürliches Zittern (Tremor, siehe auch dort), das bei Durchführung von Zielbewegungen besonders deutlich wird, z. B. bei dem Versuch, mit geschlossenen Augen mit dem Zeigefinger auf die Nasenspitze zu gehen

Interaktion
Zusammenwirken (z. B. von Menschen), Wechselwirkung (z. b. zwischen zwei oder mehr verschiedenen Medikamenten mit gegenseitiger Abschwächung oder Verstärkung der Wirkungen und Nebenwirkungen)

interkurrent
zwischenzeitlich auftretend

intermittierend
zeitweilig, aussetzend

Internationale Einheiten (IE)
durch international gültige Festlegungen definierte Meßgrößen

internukleäre Ophthalmoplegie (INO)
besondere Form einer mit Doppelbildern einhergehenden Augenmuskellähmung aufgrund einer Schädigung der Verbindungen zwischen den Augenmuskelkernen im Hirnstamm

Intervall
Zeitabstand, Zwischenraum

Intervention
Einflußnahme, Einmischung, Maßnahme, Eingriff

Intima
innere Schicht der Gefäßwand

Intoleranz
Unduldsamkeit, Fehlen von Großzügigkeit oder Nachsicht, fehlende Bereitschaft, etwas geschehen zu lassen (z. B. Verhaltensweisen von Kranken); Gegensatz: Toleranz (siehe dort)

Intoxikation
Vergiftung

intra-
Vorsilbe: in, innerhalb

intraarteriell (i. a.)
in eine Arterie, in Arterien

intraarterielle Angiographie
Angiographie mit Einspritzen von Kontrastmittel (siehe dort) direkt in eine Arterie

intraarterielle Lyse
Behandlung zur Auflösung eines Gefäßverschlusses durch Einspritzen entsprechender Stoffe direkt in die vorgeschaltete Arterie

intrakraniell
innerhalb des Schädels

intramuskulär (i. m.)
in Muskulatur (z. B. Gabe von Medikamenten)

intraspinal
im Wirbelkanal gelegen

intrathekal
innerhalb der Hüllen (theca = lateinisch: Hülle, Kapsel) des Zentralnervensystems, innerhalb des Liquorraums

intrathekale Pumpe
Pumpe zur Gabe von Medikamenten in den knöchernen Rückenmarkskanal, z. B. zur Linderung einer schweren Spastik (siehe auch dort sowie Baclofenpumpe)

intravenös (i. v.)
in eine Vene, in Venen; z. B. Gabe von Medikamenten oder Röntgenkontrastmittel

intrazellulär
in Zellen

intrazerebral
im Gehirn

invalidisierend
zur Invalidität führend

Invalidität
dauerhafte körperliche Behinderung mit Störung oder Aufhebung der Berufs- oder Erwerbsfähigkeit

invasiv
eindringend, die Körperhülle (z. B. Haut oder Knochen) verletzend

in vitro
im Reagenzglas bzw. Laborexperiment durchgeführt (z. B. wissenschaftlicher Versuch)

in vivo
am lebenden Organismus durchgeführt (z. B. wissenschaftlicher Versuch, wobei am Menschen stets das Einverständnis der Betroffenen erforderlich ist)

Involution
Rückbildung eines Organs mit Zelluntergang und Volumenminderung

Inzidenz
1. Auftreten, z. B. einer Krankheit, 2. Zahl der neu aufgetretenen Fälle einer bestimmten Krankheit in einem bestimmten Zeitraum (meist für 1 Jahr)

Inzidenzrate
Zahl der neu aufgetretenen Fälle einer bestimmten Krankheit in einem bestimm-

ten Zeitraum bei einem bestimmten Teil der Bevölkerung (meist für 1 Jahr und 100 000 Einwohner); die Inzidenzrate von Schlaganfällen wird weltweit auf etwa 200 pro 100 000 Menschen geschätzt

ipsilateral
auf der gleichen Seite gelegen

irreversibel
nicht rückbildungsfähig, nicht umkehrbar

Ischämie
Blutleere, Mangel- oder Minderdurchblutung; z. B. des Gehirns (Hirninfarkt) oder des Herzens (Herzinfarkt)

ischämisch
blutleer, mangel- oder minderdurchblutet

ischämische Optikusneuropathie
durchblutungsbedingte Schädigung des Sehnerven (siehe auch vordere und hintere ischämische Optikusneuropathie)

isokor/Isokorie
gleich weit, gleiche Weite; z. B. der Pupillen der Augen

Isolation
Vereinsamung

Isotope
chemisch gleiche Grundstoffe, deren Atome aber unterschiedliche Atomgewichte haben; in der Medizin werden Isotope nach einer Anreicherung zur Abbildung von Organen (z. B. der Schilddrüse) benutzt

isovolämisch
mit einer Beibehaltung des Volumens einhergehend; bei einer isovolämischen Infusionsbehandlung wird z. B. das Volumen bzw. die Menge der im Körper zirkulierenden Flüssigkeit beibehalten (indem z. B. zunächst ein Aderlaß gemacht und dann dieselbe Flüssigkeitsmenge zugeführt wird)

Iteration
zwanghaftes Wiederholen gleichartiger Wörter

J

Jackson-Anfall
nach einem berühmten englischen Neurologen (Hughlings J. Jackson, 1834–1911) benannte Form von einfachen fokalen epileptischen Anfällen ohne Bewußtseinsverlust, die z. B. mit Muskelzuckungen an einer Hand beginnen und sich auf den Arm ausbreiten; können besonders bei embolischen Hirninfarkten vorkommen

Jargon-Aphasie
Aphasie (siehe dort) mit zusammenhangslosem Wiederholen einzelner oder mehrerer Wörter

K

Kachexie
Auszehrung, starke Abmagerung

Kalium
Elektrolyt (siehe dort), Abkürzung K⁺; wichtig für die normale Funktion von Nerven- und Muskelzellen

Kalotte
knöchernes Schädeldach, auch als Hirnschale bezeichnet

Kältetherapie
Kälteanwendung zur Beschwerdelinderung; bei der Krankengymnastik nach Schlaganfällen kann eine Abkühlung z. B. mit Eisbeuteln hilfreich sein

Kalzium
Elektrolyt (siehe dort), Abkürzung Ca⁺⁺; wichtig u. a. für die Blutgerinnung und die Funktion von Muskelzellen

Kalziumantagonisten
Medikamente zur Verhinderung des Einstroms von Kalzium in das Zellinnere; bewirken in erster Linie eine Kontrolle des Herzschlags und eine Entspannung der Blutgefäße und werden sowohl zur Behandlung von erhöhtem Blutdruck als auch zur Verhinderung eines Vasospasmus nach einer Subarachnoidalblutung (siehe jeweils dort) eingesetzt

Kanal
beim EEG: Bezeichnung für die von verschiedenen Stellen der Kopfoberfläche stammenden und gleichzeitig ausgeschriebenen Kurven

Kapazität
Fassungsvermögen, Leistungsvermögen

Kapillarblut
aus Kapillaren z. B. des Ohrläppchens oder der Fingerkuppe gewonnenes Blut, z. B. für die Bestimmung des Blutzukkers

Kapillare
Haargefäß, haarfeines Blutgefäß zwischen Arterien und Venen, durch dessen dünne Wände im Körperkreislauf der Nährstoff- und Sauerstoffaustausch zwischen Blut und Gewebe erfolgt

kardial
das Herz betreffend

Kardinalsymptome
Zeichen und Beschwerden, die für eine Krankheit besonders typisch sind

kardiovaskulär
Herz und Blutgefäße betreffend

Karenz
Enthaltsamkeit, Verzicht

Karotis
= Arteria carotis, Halsschlagader

Karotis-Sinus-Reflex
durch Druck auf den Sinus caroticus bewirkte reflektorische Drosselung der Blutzufuhr zum Gehirn

Karzinom
Krebs

Kaskade
feste Aufeinanderfolge von mehreren Reaktionen oder Abläufen

Kasuistik
Fallgeschichte

Katamnese
Nachuntersuchung mit Erhebung des zwischenzeitlichen Krankheitsverlaufs

Katarakt
»grauer Star«, Trübung der Augenlinse mit Sehbehinderung

Katheter
dünner Schlauch, z. B. zum Transport von Flüssigkeit in den oder aus dem Körper; siehe auch Blasenkatheter

katheterisieren
Einführen eines dünnen Schlauches in den Körper, z. B. in die Harnblase zu deren Entleerung bei Harnverhalt

kausal
ursächlich

kausale Therapie
gegen die Ursachen einer Krankheit gerichtete Behandlung

Kernspin
Drehimpuls eines Atomkerns; wird bei der sogenannten Kernspintomographie oder Magnetresonanztomographie zur Bilderzeugung benutzt

Kernspintomographie (KST)
andere Bezeichnung für Magnetresonanztomographie (MRT, siehe dort)

Kinking
Knickbildung eines Blutgefäßes; kann an der Halsschlagader gelegentlich einmal Ursache von Durchblutungsstörungen sein

Klassifikation
Einteilung, Einordnung, z. B. von Krankheiten in verschiedene Formen oder Gruppen

Klaustrophobie
Angst, sich in geschlossenen Räumen aufzuhalten; relativ häufig vorkommende Störung, die z. B. die Durchführung einer Magnetresonanztomographie (siehe dort) erschweren kann

Kleinhirn
im Hinterkopf, neben dem Hirnstamm und zwischen Rückenmark sowie Großhirn liegender Hirnteil; im wesentlichen für die Abstimmung von Bewegungen zuständig

Kleinhirninfarkt
Schlaganfall des Kleinhirns

Klinik
1. Krankenhaus; 2. Merkmale einer Krankheit

klinisch
die Krankheitsvorgeschichte, die Beschwerden, den Verlauf und die Ergebnisse der körperlichen Untersuchung betreffend

klinisch stumm
bei Zusatzuntersuchungen festgestellte Veränderungen, für die der Betroffene aber weder frühere noch derzeitige

Beschwerden angibt, z. B. Befunde bei der Magnetresonanztomographie (siehe dort)

klinisch stummer Schlaganfall (englisch: silent brain infarction) bei Zusatzuntersuchungen festgestellter Schlaganfall, für den der Betroffene weder frühere noch derzeitige Beschwerden angibt, z. B. Befunde bei der Magnetresonanztomographie (siehe dort); ein klinisch stummer Schlaganfall kann entweder in Gebieten des Gehirns aufgetreten sein, die keine Beschwerden verursachen oder zu so geringfügigen bzw. kurzdauernden Beschwerden geführt haben, daß diese nicht wahrgenommen wurden

klinische Prüfung
Überprüfung der Wirksamkeit und Verträglichkeit einer Behandlungsmethode oder eines neuen Medikaments am kranken Menschen; für Schlaganfälle befinden sich derzeit eine Reihe von Medikamenten in der klinischen Prüfung

Knie-Hacken-Versuch
Zeigeversuch mit den Beinen, bei dem mit geschlossenen Augen mit der Ferse eines Fußes auf die Kniescheibe des anderen Beines aufgesetzt und die Schienbeinvorderkante heruntergefahren werden soll; kann auf der Seite einer Halbseitenlähmung nicht normal ausgeführt werden

Kognition
Gesamtheit der geistigen Fähigkeiten (Wahrnehmen, Erkennen, Denken, Erinnern, Beurteilen, Bewerten, Vorstellen, Planen etc.)

kognitiv
verstandesmäßig; Wahrnehmen, Erkennen, Denken und andere geistige Fähigkeiten betreffend

kognitive Funktionen
Sammelbezeichnung für geistige Funktionen; verstandesmäßige Vorgänge des Bewußtmachens von Wahrgenommenem und Gedachtem

kognitive Nebenwirkungen
Nebenwirkungen von Medikamenten oder anderen Maßnahmen mit Einschränkung der geistigen Fähigkeiten, z. B. der Aufmerksamkeit, der Konzentrationsfähigkeit oder des Gedächtnisses

Kohlendioxid (CO_2)
Gas, das in einer Konzentration von etwa 0,3 % in der Einatmungsluft und bis zu 5 % in der Ausatmungsluft zusammen mit Sauerstoff (zirka 16–20 %) enthalten ist und in den Körperorganen durch Verbrauch von Sauerstoff entsteht; in der Lunge erfolgt eine Abgabe von Kohlendioxid aus dem Blut an die Atemluft und eine Aufnahme von Sauerstoff in das Blut

Koinzidenz
gleichzeitiges Auftreten ohne ursächliche Beziehung

Kollagen
leimartiger Eiweißstoff, unter anderem in Bindegewebe

Kollaps
plötzliches Zusammensinken, Zusammenbruch

kollateral
seitlich daneben verlaufend

Kollaterale
bei Blutgefäßen: seitlich neben einem anderen verlaufendes Gefäß

Kollateralfluß
Umgehungsfluß; Blutfluß durch ein natürlicherweise vorhandenes oder künstlich angelegtes Ersatzgefäß (siehe auch Bypass) um eine hochgradige Einengung oder einen Verschluß herum

Koma
Bewußtlosigkeit ohne Erweckbarkeit

komatös
im Koma

Kombination
Verknüpfung, Verbindung oder gleichzeitiges Auftreten mehrerer Dinge

Kombinationstherapie
Behandlung mit mehr als einem Medikament

Kommunikation
(zwischenmenschliche) Verständigung

kompensiert
ausgeglichen, kontrolliert

Kompetenz
Befugnis, Zuständigkeit

Komplement/Komplementsystem
biologisch aktive Eiweißstoffe, die vorwiegend mit Zellmembranen reagieren

komplett
vollständig, vollendet, abgeschlossen

kompletter Hirninfarkt
abgeschlossener, vollendeter Hirninfarkt

komplex
kompliziert, zusammengesetzt

Komplex
etwas Zusammengesetztes, z. B. feste Folge von zwei oder mehr Wellen im EEG

komplex(er) fokaler Anfall
epileptischer Anfall mit »komplexer« Symptomatik und Bewußtseinsstörung; geht vorwiegend von den Schläfenlappen aus, kann aber auch von anderen Hirnabschnitten ausgehen (andere Bezeichnungen = komplex[er] partieller Anfall, psychomotorischer Anfall, Dämmerattacke oder [ungenau] Temporallappenanfall)

Komplikation
zusätzliche Verschlimmerung, Erschwerung, Folge- oder Zweitkrankheit

Komponente
Bestandteil

Kompression
Druckeinwirkung bei raumfordernden Schlaganfällen z. B. bei raumforderndem Mediainfarkt, Kleinhirninfarkt oder Basilaristhrombose (siehe jeweils dort)

komprimieren
zusammendrücken, einen Druck ausüben

konfabulieren
bereitwilliges Erzählen von Geschichten und Beantworten von Fragen ohne Bezug zur Wirklichkeit oder Frage

Konfluenz
Zusammenfluß

konfluierend
zusammenfließend

Konfrontation
Gegenüberstellung, z. B. mit einer anderslautenden Meinung oder einem anderem Menschen

Konfrontationsperimetrie
Überprüfung des Gesichtsfeldes, wobei Untersucher und Untersuchter sich gegenüberstehen oder -sitzen, in die Augen sehen und damit normalerweise in etwa übereinstimmende Gesichtsfelder haben; der Untersucher bewegt nun seine Finger oder andere Objekte in verschiedenen Bereichen des Gesichtsfeldes und überprüft die Wahrnehmung

konfus
durcheinander, verwirrt

Konfusion
Verwirrung, Durcheinander

kongenital
angeboren; von der Zeugung an vorhanden, also in den Chromosomen vorgegeben

konjugiert
zugeordnet, gepaart

konjugierte Blicklähmung (Blickparese, Blickwendung)
beide Augen gleich betreffende Blicklähmung; z. b. bei beiden Augen nach links

konkret
wirklich, genau; Gegensatz: abstrakt (siehe dort)

Konsens
Zustimmung, Einwilligung

konservativ
erhaltend

konservative Behandlung
»erhaltende«, nichtoperative Behandlung (meist mit Medikamenten)

konstitutionell
anlagebedingt

Konstriktion
Zusammenziehen, z. B. von Blutgefäßen

konstruktive Apraxie
Störung des Handelns in Verbindung mit räumlichem Vorstellungsvermögen und Denken bezeichnet; beim Zeichnen oder Nachzeichnen fehlen eine räumliche Perspektive und beim Zeichnen eines Fahrrads fehlen wichtige Teile, die für eine normale Funktion unerläßlich sind

Konsultation
beratender Besuch, z. B. beim Arzt

Kontext
Zusammenhang

kontinuierlich
dauerhaft, andauernd

Kontraindikation
Gegenanzeige, Nichtanwendbarkeit, Anwendungseinschränkung (z. B. eines Medikaments)

kontraindiziert
auf keinen Fall angezeigt; nicht anzuwenden

Kontraktion
Verkürzung oder Anspannung, z. B. eines Muskels

Kontraktur
Gelenkversteifung

kontralateral
gegenseitig, auf der gegenüberliegenden Seite

Kontrastmittel
Mittel zur besseren Auflösung oder Darstellung, z. B. bei der Computer- oder Magnetresonanztomographie (siehe dort)

Kontrastmittelallergie
Allergie gegen Kontrastmittel (oft gegen jodhaltige Inhaltsstoffe); kann sich durch Hautausschläge, aber auch durch schwerwiegende Erscheinungen wie einen Blutdruckabfall oder Herz-Kreislauf-Stillstand bemerkbar machen

Kontrazeption
Empfängnisverhütung

Kontrazeptiva
Empfängnisverhütungsmittel

Kontrollen (Kontrollpersonen, Kontrollgruppe)
1. Wiedervorstellung zu Vergleichszwecken, 2. für aussagekräftige wissenschaftliche Untersuchungen erforderliche, nicht betroffene Vergleichspersonen

Kontusion
Prellung, Quetschung; stumpfe Verletzung (z. B. Contusio cerebri, Gehirnkontusion)

Konvergenz
Stellung der Augen mit Überkreuzen der Blicklinien

Konvergenzreaktion
an den Augen: Verengung der Pupillen bei Konvergenzstellung

Konvulsion
unwillkürliche Muskelzukkung, »Krampf« oder Anfall

konvulsiv
mit Muskelzuckungen (»Krämpfen«) einhergehend, krampfend

Kooperation
Zusammenarbeit

Koordination
geordnetes Zusammenwirken, Abstimmen, z. B. von Bewegungsabläufen beim Gehen oder Greifen

Kornealreflex
Fremdreflex (siehe dort) mit Blinzeln der Augenlider nach Berühren der Hornhaut des Auges (= Cornea), z. B. mit einem Wattebausch

koronar
1. Schnitt- und Bildebene bei der Computer- oder Magnetresonanztomographie, bei der das Gewebe (z. B. das Gehirn) scheibenweise von vorne nach hinten dargestellt wird;

2. die Herzkranzgefäße betreffend

koronare Herzkrankheit (KHK)
Beschwerden mit Angina-pectoris-Anfällen (siehe dort) aufgrund einer Verengung der Herzkranzarterien; neben einer Behandlung mit Medikamenten kann eine Aufweitung der Gefäße mittels Angioplastie oder Ballondilatation bzw. auch eine Bypassoperation erforderlich werden (siehe jeweils dort)

Korrektur
Verbesserung, Berichtigung

Korrelation
rechnerischer Zusammenhang zwischen mehreren Merkmalen, z. B. zwischen Dosis und Serumkonzentration von Medikamenten (Maß = Korrelationskoeffizient)

korrelieren
zusammenhängen

Kortex
Hirnrinde; die äußere Schicht des Groß- und Kleinhirns

kortikal
die Hirnrinde betreffend

kortikale Funktionen
von der Hirnrinde gesteuerte Abläufe

Kortikoide
Gruppe von Substanzen (Cortison und Cortison-Abkömmlinge), die in der Nebennierenrinde gebildet werden

kortikospinal
Hirnrinde und Rückenmark betreffend

Kortison
siehe Cortison und Kortikoide

Kraftgrad
Schweregrad einer Kraftminderung oder Lähmung; anderer Ausdruck = Paresegrad (siehe Tab. 2)

Tab. 2 Schweregrad einer Kraftminderung oder Lähmung

Kraftgrad	Beschreibung
0	keinerlei Bewegung, Plegie (völlige Lähmung)
1	Bewegung eben sicht- oder fühlbar
2	aktive Bewegung nach Ausgleich der Schwerkraft durch Unterstützung
3	aktive Bewegung oder Halten eben gegen Schwerkraft ohne Unterstützung
4	aktive Bewegung oder Halten gegen Schwerkraft und leichten Widerstand
5	normale, volle Kraft

Krampfanfall
: andere Bezeichnung für konvulsiven epileptischen Anfall (siehe dort)

kranial/kraniell
: nach oben, zum Kopf zu, den Schädel betreffend

Kriterium (Mehrzahl: Kriterien)
: Maßstab, Richtlinie, z. B. zur Stellung einer Diagnose oder Bewertung eines Behandlungsverlaufs

Kumulation
: Anreicherung, Anhäufung

kumulativ
: sich anhäufend, zusammengenommen

kumulieren
: sich anhäufen

Kumulation
: Anhäufung, Verstärkung; z. B. die Wirkung eines Medikaments bei fortgesetzter Einnahme kleiner Dosen

Kurzzeitgedächtnis
: unmittelbares Gedächtnis; Fähigkeit, einen gerade abgelaufenen Sachverhalt bzw. eine begrenzte Anzahl von Informationen für wenige Sekunden zu behalten

L

Labilität
: schwankender, wechselhafter Zustand (körperlich oder psychisch)

Lagesinn
: Fähigkeit, mit geschlossenen Augen feine Bewegungen z. B. der Finger und Zehen wahrzunehmen

lakunär
: mit der Ausbildung einer Lakune (siehe dort) einhergehend

lakunäre Syndrome
: typische Beschwerdebilder bei lakunären Hirninfarkten

lakunärer Hirninfarkt
: Hirninfarkt mit der Ausbildung einer Lakune

Lakune
: kleine, weniger als 15 mm messende und mit Liquor (Nervenwasser) gefüllte »Höhle« im Gehirn als Endzustand eines lakunären Hirninfarkts

Langzeitgedächtnis
: Gedächtnis für lange Zeit zurückliegende Inhalte

Lappen
: ein relativ gut abgrenzbarer Teil eines Organs; das Gehirn besteht z. B. aus Frontal- (Stirn-), Temporal- (Schläfen-), Parietal- (Scheitel-), Okzipital- (Hinterkopf-) und Zentrallappen (oder Inselregion); Schlaganfälle können alle Lappen betreffen (Abb. 9, S. 73)

Läsion
: Veränderung, Störung einer Gewebestruktur; weder ursächlich noch in der Art zunächst näher bezeichnet, u. U. zufällig entdeckt, z. B. im Computer- oder Magnetresonanztomogramm

latent
: verborgen, versteckt (ohne Symptome)

Latenz
 Zeit bis zum Auftreten einer Reaktion, z. B. der Reizantwort bei evozierten Potentialen oder bis zum Ausbruch einer Krankheit

lateral
 die (Außen-)Seite betreffend (bilateral = beidseitig, unilateral = einseitig)

Laxans (Mehrzahl: Laxanzien)
 Abführmittel

Lebersche Optikusatrophie
 erbliche Krankheit mit zunehmenden Sehstörungen auf beiden Augen, kann mit Durchblutungsstörungen des Gehirns oder Auges verwechselt werden

Leitungsaphasie
 Aphasie aufgrund einer Unterbrechung der Verbindungsbahnen zwischen den für die Sprache zuständigen Hirnabschnitten; es finden sich in erster Linie eine Störung des Nachsprechens und Paraphasien (siehe dort) bei ansonsten flüssiger Sprache

letal
 tödlich, zum Tode führend

Lethargie
 Teilnahmslosigkeit, Schläfrigkeit

»letzte Wiese«
 bei der Durchblutung des Gehirns: Bezeichnung für am Rand oder Ende von Versorgungsgebieten von Arterien liegende Gebiete, die bei einem Druckabfall nicht mehr ausreichend mit Blut und Nährstoffen versorgt werden

Leukopenie
 krankhafte Verminderung der weißen Blutkörperchen

Leukozyten
 weiße Blutkörperchen

Leukozytose
 Vermehrung der weißen Blutkörperchen; tritt am häufigsten infolge bakterieller Entzündungen auf

Libido
 Geschlechtstrieb, sexuelles Verlangen

limbisches System
 untereinander eng verbundenes Gehirnsystem, das überwiegend im Schläfenlappen lokalisiert ist und insbesondere für Gedächtnis und Gefühle wichtig ist

Lioresal
 ein Handelsname von Baclofen; Lioresal kann als Tablette, Spritze oder über eine intrathekale Pumpe (siehe dort) verabreicht werden

Lipide
 Fette und fettartige Stoffe

Lipidelektrophorese
 Auftrennung der Blutfette und fettartigen Stoffe im Labor mittels Elektrophorese (siehe dort)

Lipoproteine
 Fetteiweiße, gehören bei den Blutfetten zum Cholesterin (siehe dort); es werden ver-

schiedene Formen unterschieden: sogenannte »high density« Lipoproteine (HDL) oder Lipoproteine hoher Dichte, sogenannte »very high density« Lipoproteine (VHDL) oder Lipoproteine besonders hoher Dichte, sogenannte »low density« Lipoproteine (LDL) oder Lipoproteine niedriger Dichte und sogenannte »very low density« Lipoproteine (VLDL) oder Lipoproteine besonders niedriger Dichte; LDL und VLDL sind »schlechte« Lipoproteine, deren Konzentration möglichst gering sein sollte, während HDL und VHDL »gute« Lipoproteine sind, deren Konzentration möglichst hoch sein sollte

Liquor
Kurzbezeichnung für Liquor cerebrospinalis, Nervenwasser; Flüssigkeit in Hohlräumen des Gehirns sowie um Gehirn und Rückenmark herum; muß bei Schlaganfällen nur ausnahmsweise (z. B. Verdacht auf Subarachnoidalblutung ohne Blutnachweis im Computertomogramm) untersucht werden

Livedo
fleck-, streifen- oder netzförmige Zyanose (Blauverfärbung) der Haut

Livedo racemosa
großnetzige, baum- oder rankenförmige Zyanose (Blauverfärbung) der Haut aufgrund vielfältiger Ursachen; bei Schlaganfällen u. a. auch bei einer Vaskulitis (siehe dort)

locked-in-Syndrom
»Syndrom des Eingeschlossenseins«; kommt durch Gefäßverschlüsse im Bereich der Hirnbasisarterie zustande; die Betroffenen wirken auf den ersten Blick komatös (bewußtlos), sind aber tatsächlich wach; wobei ihre einzige Verständigungsmöglichkeit wegen einer Lähmung fast aller Muskeln und vollständigen Aphasie (Sprachverlust) im Öffnen und Schließen der Augen besteht

Locus (Mehrzahl: Loci)
lateinisch: Ort

Logopädie
Sprach-, Sprech- und Stimmheilkunde

lokal
örtlich, umschrieben

Lokalanästhesie
umschriebene Betäubung, z. B. der Einstichstelle über der Lendenwirbelsäule bei der Lumbalpunktion (siehe dort)

Lokalisation
Ortsbestimmung, z. B. einer krankhaften Störung im Gehirn

Lues
Geschlechtskrankheit, die das Nervensystem befallen kann (= Syphilis); eine Lues des Nervensystems kann zu einer Demenz führen

lumbal
den Lendenbereich betreffend

Lumbalpunktion (LP)
Entnahme von Nervenwasser (Liquor) mit einer längeren

dünnen Nadel aus dem knöchernen Rückenmarkskanal im Bereich der Lendenwirbelsäule; die Bezeichnung als »Rückenmarkspunktion« ist falsch, weil die mittlere und untere Lendenwirbelsäule kein Rückenmark, sondern nur noch Nervenstränge enthält; bei Schlaganfällen ist eine Lumbalpunktion nur zum Ausschluß anderer Ursachen, besonders bei Patienten unter 40 Jahren und ungewöhnlichen Beschwerden, entzündlichen ZNS-Prozesse wie Gehirnentzündung (Enzephalitis) oder Hirnabszeß und bei Verdacht auf eine Subarachnoidalblutung (siehe dort) ohne Blutnachweis im Computertomogramm sinnvoll

lumbosakral
den Lenden- und Kreuzbeinbereich betreffend

Lumen
Öffnung, lichte Weite eines offenen Kanals; z. B. eines Gefäßes

Lungenembolie
lebensbedrohliche Komplikation einer Beinvenenthrombose (siehe dort) mit Löslösung von Thrombusteilen im Bein und Verschleppung über das Herz in die Lunge, wo sie zur embolischen Verstopfung von Arterien führen

Lupus erythematodes (LE)
Autoimmunerkrankung (siehe dort) mit unterschiedlichen Krankheitszeichen an vielen Organen; u. a. kann es durch eine Beteiligung von Gefäßen (siehe auch Vaskulitis) zu einem Schlaganfall kommen

Luxusperfusion
übermäßig starke Durchblutung; kommt nach Schlaganfällen in Gehirnabschnitten mit einer gestörten Autoregulation (siehe auch dort) vor

Lyme-Erkrankung
englisch: Lyme disease; durch Zeckenbiß übertragene Infektionskrankheit des Nervensystems aufgrund eines Befalls mit Borrelien

Lymphdrainage
Förderung des Rücktransports der aus dem Blut stammenden Lymphe zurück in das venöse Blut durch Physiotherapie (siehe dort)

Lymphe
flüssiges Zwischenglied zwischen Blut und Gewebe; besteht aus Lymphplasma und geformten Bestandteilen

Lymphknoten
unterschiedlich große, drüsenähnliche und von Bindegewebshüllen umgebene Teile des Lymphgefäßsystems, die Lymphozyten bilden und Krankheitserreger aus der Lymphe herausfiltern

Lymphozyten
Gruppe von weißen Blutkörperchen, zuständig für Abwehrvorgänge

Lyse
Auflösung, z. B. von einem Blutgerinnsel (= Thrombolyse)

Lysetherapie
: Behandlungsverfahren zur Auflösung von frischen Gefäßverschlüssen durch frische Blutgerinnsel oder Embolien, entweder systemisch (intravenös) oder über einen möglichst nah an den Verschluß herangeführten Angiographiekatheter

M

Magnetresonanzangiographie (MRA)
: Darstellung der Blutgefäße mit der Methode der Magnetresonanztomographie

Magnetresonanztomographie (MRT)
: der Computertomographie ähnelnde Untersuchungsmethode, die aber zur Messung Magnetfelder anstelle von Röntgenstrahlen benutzt und noch genauere Bilder liefert (Abb. 10)

Magnetstimulation
: Magnetreizung; mit sehr starken, an- und abgeschalteten Magneten können die Nervenzellen der Hirnrinde gereizt werden; eine Anwendung über der für Bewegungen zuständigen (»motorischen«) Hirnrinde führt zum Auftreten umschriebener Muskelzuckungen

Magnetwellentherapie
: Behandlungsverfahren, bei dem angeblich durch elektromagnetische »Durchflutungen« des Gehirns funktionelle Reserven aktiviert werden können

Magnevist
: Handelsname für chemische Substanz (= Gadolinium), de-

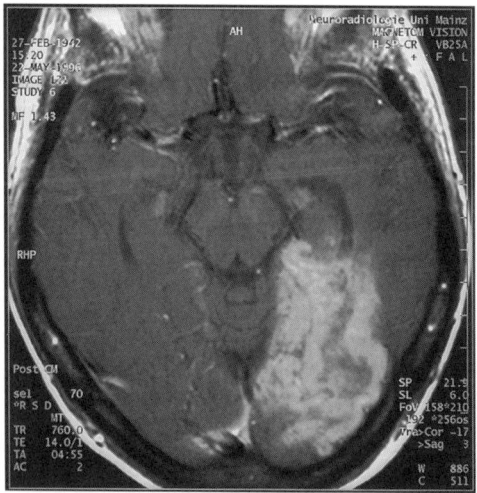

Abb. 10
Magnetresonanztomographisches Bild eines Schlaganfalls

ren intravenöse Gabe bei der Magnetresonanztomographie die Erkennbarkeit von manchen Veränderungen und damit die Aussagekraft der Untersuchung steigert

makro-
Vorsilbe: groß (Gegensatz: mikro)

Makroangiopathie
Erkrankung großer Blutgefäße

Makrobiotik
Verlängerung des menschlichen Lebens durch gesunde Lebensführung und Ernährung (v. a. Getreide und Gemüse)

Makrophage
Aufräumzelle; spielt u. a. bei der Bildung arteriosklerotischer Plaques eine Rolle

makroskopisch
mit dem bloßen Auge sichtbar

Makula
Fleck; am Augenhintergrund: Stelle des schärfsten Sehens

Malazie
Erweichung; früher häufiger benutzte Bezeichnung für aufgrund von Durchblutungsstörungen abgestorbenes Gewebe; Enzephalomalazie = Gehirnerweichung durch Schlaganfall

Malformation
Mißbildung, Fehlbildung

maligne
bösartig

maligner (Hirn-) Infarkt
Bezeichnung für schweren Hirninfarkt mit meist entweder tödlichem Ausgang oder schwerster zurückbleibender Behinderung; Beispiele sind der raumfordernde Mediainfarkt oder die Basilaristhrombose (siehe jeweils dort)

Manifestation
Zeitpunkt, zu dem sich Krankheitserscheinungen bemerkbar machen und erkennbar werden

Manifestationsalter
Lebensalter, in dem eine Störung oder eine Krankheit beginnt oder erkennbar wird; Schlaganfälle können zwar in jedem Alter auftreten, die weitaus meisten finden sich aber bei älteren Menschen jenseits des 65. Lebensjahres

manifestieren
beginnen, erkennbar werden

manuell
mit der Hand

Marcumar
Handelsname von Phenprocoumon; Medikament zur Abschwächung der Blutgerinnung und Verhinderung von Blutgerinnseln

Marcumar-Ausweis/
Marcumar-Paß
kleines Heft, in das bei einer Behandlung mit Marcumar die Bestimmungsergebnisse der Blutgerinnung und Medikamentendosis eingetragen werden

Marfan-Syndrom
: erbliche Krankheit mit Hochwuchs, »Spinnengliedrigkeit«, Überstreckbarkeit der Gelenke und Bindegewebsschwäche; u. a. kommt es gehäuft zum Auftreten einer Dissektion (siehe dort)

Marker
: in der Medizin: 1. Kennstoff, dessen Nachweis oder Konzentration die Erkennung einer Krankheit oder das Ausmaß der Krankheitsaktivität ermöglicht, 2. kennzeichnende Merkmale an Zelloberflächen

Marklager
: durch die weiße Substanz gebildeter Teil des Gehirns; in beiden Hirnhälften zwischen Hirnrinde und Stammganglien bzw. Hirnstamm gelegen

Markscheide
: Nervenfaserhülle, aus Myelin (siehe dort) gebildet, die Ausläufer von Nervenzellen umgebende Schutzmembran

Massenblutung
: starke, massive Blutung; im Gehirn: meist im Bereich der Stammganglien (siehe dort) durch Einreißen von Arterien bei Bluthochdruck oder unter Einnahme von Marcumar (siehe dort)

Masseterreflex
: Hirnstammreflex, Reflex des Kaumuskels (= Musculus masseter), wird bei der körperlichen Untersuchung durch leichten Schlag mit dem Reflexhammer auf das Kinn ausgelöst; die elektrophysiologische Messung von Latenz und Amplitude (siehe jeweils dort) des Masseterreflexes ist relativ unzuverlässig und wird deswegen nur vereinzelt durchgeführt

Mastdarm
: andere Bezeichnung für Enddarm

Mastdarmlähmung
: Enddarmlähmung, geht mit einer Stuhlinkontinenz einher

Mayerscher Grundgelenkreflex
: Adduktion (siehe dort) des Daumens bei kräftigem passiven Beugen der restlichen Finger; Fremdreflex mit Abschwächung oder Fehlen bei Pyramidenbahnschädigung (siehe dort)

Media
: 1. Arteria cerebri media; mittlere Gehirnarterie, 2. mittlere Schicht der Gefäßwand

Mediainfarkt
: Infarkt im Versorgungsgebiet der mittleren Gehirnarterie

medial
: die Innenseite betreffend, innenliegend

Mediator
: Vermittler, Überträger; kann zwischen verschiedenen Zellen (siehe auch Transmitter) oder innerhalb von Zellen wirken

medikamentöse Interaktion
: Wechselwirkung zwischen Medikamenten mit Abschwächung oder Verstärkung der Wirkung

Medulla oblongata
»verlängertes Mark«, unterster Abschnitt des Hirnstamms am Übergang zum Rückenmark

Membran
umhüllendes, trennendes oder abgrenzendes Gewebe

Menière-Krankheit/Menière-Syndrom
Krankheit unklarer Ursache mit Schwindelanfällen, Hörverlust und Ohrensausen

Meningen
Hirnhäute, als doppelte Membran (harte und weiche Hirnhaut) das Gehirn und Rückenmark umgebend

Meningitis
Hirnhautentzündung

mental
geistig

Mesenzephalon
Mittelhirn, zwischen Brücke (= Pons) und Zwischenhirn (= Dienzephalon) gelegen

mesenzephal
das Mesenzephalon (Mittelhirn) betreffend

Metaanalyse
nachträgliche Zusammenfassung der Ergebnisse mehrerer Untersuchungen; mit diesem Verfahren ist bei widersprüchlichen oder nicht eindeutigen Ergebnissen von Einzeluntersuchungen manchmal eine Klärung möglich

metabolisch
den Stoffwechsel betreffend

Metabolisierung
Verstoffwechslung

Metabolismus
Stoffwechsel, Abbau (z. B. eines Medikaments im Körper)

Metabolit
Stoffwechselprodukt, z. B. beim Abbau eines Medikaments

Methotrexat
Zytostatikum und Immunsuppressivum (siehe jeweils dort); wird gelegentlich bei Gefäßentzündung (Vaskulitis) eingesetzt

Methylprednisolon
künstlich hergestelltes (synthetisches) Kortison, u. a. mit entzündungshemmender Wirkung

Migration
Wanderung, z. B. von Zellen

mikro
Vorsilbe: 1. millionstel, 2. mikroskopisch klein; Gegensatz: makro (siehe dort)

Mikroaneurysma
sehr kleines Aneurysma (siehe auch dort)

Mikroangiopathie
Krankheit der kleinen Blutgefäße

Mikroglia
kleinste Form der Glia (siehe dort)

mikroskopisch
nicht mit dem bloßen Auge, sondern nur bei Betrachtung durch ein Mikroskop sichtbar

Mikrovolt
millionstel Volt

Miktion
Wasserlassen, Blasenentleerung

Milligramm (mg)
tausendstel Gramm (Maßeinheit z. B. für Dosierungen von Medikamenten)

Milliliter (ml)
tausendstel Liter (ein Teelöffel entspricht etwa 5 ml)

Millisekunde (ms)
tausendstel Sekunde

Minderung der Erwerbsfähigkeit (MdE)
krankheitsbedingte Herabsetzung der Arbeitsfähigkeit

Miosis
Pupillenverengung

Miotikum (Mehrzahl: Miotika)
Mittel bzw. Medikament zur Verengung der Pupillen

Mitbewegung
unbewußte Bewegung von Körperteilen im Rahmen bewußter anderer Bewegungen; z. B. Hin- und Herpendeln der Arme beim Gehen

Mittelhirn
lateinisch: Mesenzephalon; Teil des Hirnstamms zwischen Brücke und Zwischenhirn

Mittellinienverlagerung
Verlagerung der Mittellinienstrukturen des Gehirns (z. B. der Falx cerebri, siehe dort) durch eine Blutung oder andere Raumforderung (siehe dort) in einer Großhirnhälfte

Mittelwert
rechnerischer Durchschnitt mehrerer Werte

Mitralklappe
von der Form her an eine Bischofsmütze erinnernde Herzklappe zwischen linkem Vorhof und linker Herzkammer

Mitralklappenprolaps/ Mitralklappenvorfall
Vorwölbung der Mitralklappe beim Zusammenziehen der Herzmuskulatur (Systole) zum Vorhof hin; in aller Regel besteht kein Zusammenhang mit dem Auftreten von Durchblutungsstörungen des Gehirns

mittlere Schädelgrube
Einbuchtung der knöchernen Schädelbasis zur Aufnahme des Schläfenlappens

mnestisch
das Gedächtnis betreffend

mobilisieren
in Bewegung setzen, aktivieren

Mobilität
Beweglichkeit

Modalität
bestimmter Teil einer Funktion, z. B. der Sinneswahrnehmung (wie Berührung, Schmerz, Temperatur usw.)

mono-
Vorsilbe: ein, einzeln

monomorph
gleich aussehend

Monoparese
Schwäche eines Armes oder Beines

Morbidität
Erkrankungshäufigkeit; die Morbidität für Schlaganfälle liegt in Mitteleuropa für über 65jährige Menschen bei etwa fünf Prozent

Morbiditätsrisiko
Risiko, eine bestimmte Störung oder Krankheit zu bekommen

Morbus
lateinisch: Krankheit

moribund
todkrank, sterbend

Morphologie
Form und Struktur, z. B. von Körpergeweben

morphologisch
die Gestalt, das Aussehen betreffend

morphologische Läsion
Veränderung von Form und Struktur, z. B. von Körpergeweben; bei Schlaganfällen finden sich im Gehirn unterschiedliche morphologische Läsionen

Mortalität
Sterblichkeit, z. B. an einer Krankheit

Motilität
Beweglichkeit, Bewegungsvermögen

Motilitätsstörung
Bewegungsstörung, wird meist für Störungen der Augenbewegungen benutzt

Motiv
Beweggrund

Motivation
Antrieb, Grund etwas zu tun

Motorik
Bewegung, Bewegungssteuerung

motorisch
die Aktivität der Muskulatur, Bewegungen betreffend

motorische Aphasie
Sprachstörung mit Problemen bei der Sprachbildung bzw. beim Aussprechen von Worten trotz intensiver Anstrengung bei erhaltenem Sprachverständnis (= Broca-Aphasie, = expressive Aphasie, = nichtflüssige Aphasie)

motorische Funktionen
willkürliche, aktive Bewegungsvorgänge

motorisches Neuron
Nervenzelle, die für Bewegungen zuständig ist

Moya-Moya-Krankheit
hauptsächlich in Japan, aber auch in Europa vorkommende Krankheit mit zunehmenden Verschlüssen aller hirnzuführenden Arterien; es bilden sich netzartige Kollateralen (siehe dort)

multi-
Vorsilbe: viel, viel- oder mehrfach

multifaktoriell
mit vielen Bedingungen oder Ursachen zusammenhängend

multifokal
: gleichzeitig an mehreren Stellen herdförmig-umschrieben

Multi-Infarkt-Demenz (MID)
: alte Bezeichnung für vaskuläre Demenz (siehe dort)

multikausal
: auf viele Ursachen zurückgehend

multimorbid
: mehrfach oder vielfach krank

Multimorbidität
: Mehrfach- oder Vielfacherkrankung

multipel
: mehrfach, vielfach vorhanden

multizentrisch
: an mehreren Orten stattfindend, z. B. die Prüfung neuer Medikamente durch verschiedene Ärzte oder Kliniken

mural
: wandständig; z. B. ein Thrombus (siehe dort)

Muskeleigenreflex
: Reflex, bei dem der untersuchte Muskel mit seiner Sehne gleichzeitig Reiz- und Erfolgsorgan ist; der Reflex wird durch kurzen Schlag (mit dem Reflexhammer) auf die Sehne ausgelöst

Muskelrelaxans
: (Mehrzahl: Muskelrelaxantien) Medikament zur Herabsetzung einer vermehrten Muskelspannung

Muskeltonus
: Muskelspannung in Ruhe

Mutismus
: Stummheit, beharrliches Schweigen, Unvermögen zu sprechen

mutistisch
: stumm, schweigend

Mydriasis
: Pupillenerweiterung

Myelographie
: Röntgendarstellung des Rückenmarks und der Nervenwurzeln nach einer Lumbalpunktion mit Gabe von Kontrastmittel in das Nervenwasser; bei Schlaganfällen nur extrem selten erforderlich (z. B. Verdacht einer Subarachnoidalblutung aus einer Gefäßmißbildung im Bereich des Übergangs zwischen Gehirn und Rückenmark)

Myelon
: griechisch: Mark (z. B. Rückenmark)

Mykose
: Pilzerkrankung

mykotisch
: durch Pilze (im weiteren Sinn auch durch Bakterien) bedingt

mykotisches Aneurysma
: durch verschleppte Krankheitserreger hervorgerufenes Aneurysma (siehe dort)

Myokard
: Herzmuskulatur

Myokardinfarkt (MI)
: Herzinfarkt

Myoklonie/Myoklonus
: unwillkürliche, blitzartige Zuckung von Muskeln oder

Muskelgruppen ohne wesentlichen Bewegungseffekt

N

Narkose
Betäubung; ganz (Vollnarkose) oder bei erhaltenem Bewußtsein (Teilnarkose), z. B. nur in einem Arm (siehe Regionalanästhesie) oder in beiden Beinen mit einer Spinalanästhesie (siehe dort)

Natrium
Elektrolyt (siehe dort), Abkürzung Na$^+$; u. a. wichtig für eine normale Funktion von Nerven- und Muskelzellen

Natriumchlorid
Kochsalz, Abkürzung NaCl (siehe auch Natrium und Chlorid)

Nausea
Übelkeit, Brechreiz

Nebenwirkung
unerwünschte, nicht beabsichtigte Wirkung, z. B. eines Medikaments

negativ
fehlend, nicht vorhanden; im medizinischen Sprachgebrauch: normal, nichts Krankhaftes nachgewiesen, im alltäglichen Sprachgebrauch demgegenüber aber: schlecht, schädlich

Neglect/Neglekt
Vernachlässigung; bei Schlaganfällen: Nichtbeachtung der gelähmten Körperseite, meistens der linken bei Infarkten der rechten Hirnhälfte (siehe auch visuelles Neglect)

Nekrose
umschriebenes Absterben von Gewebe

nekrotisierend
mit einer Nekrose einhergehend

neo-
Vorsilbe: neu

Neoplasie
Neubildung, Tumor (nicht notwendigerweise Krebs)

nephrotoxisch
nierenschädigend

Nephrotoxizität
Nierenschädlichkeit (z. B. eines Medikaments)

Nervenarzt
Arzt für Neurologie und Psychiatrie (Nervenkrankheiten auf körperlicher und seelischer Grundlage)

Nervenleitgeschwindigkeit
Geschwindigkeit der Fortleitung einer Erregung im Nerven

Nervensystem
aus zentralem und peripherem Teil bestehendes System der Nervenzellen mit vielfältigen Verbindungen untereinander

Nervenwasser
siehe Liquor

Nervus (N.)
lateinisch: Nerv

Nervus abducens
6. (VI.) Hirnnerv; bewegt die Augen waagrecht nach außen

Nervus facialis
7. (VII.) Hirnnerv; versorgt hauptsächlich die Gesichtsmuskulatur

Nervus oculomotorius
3. (III.) Hirnnerv; versorgt den Lidhebermuskel und die Muskeln, die die Augen nach oben, unten und innen bewegen

Nervus opticus
2. (II.) Hirnnerv; für Weiterleitung der Sehwahrnehmungen von der Netzhaut am Augenhintergrund zum Gehirn zuständig

Nervus statoacusticus
8. (VIII.) Hirnnerv; für Weiterleitung der Hör- und Gleichgewichtswahrnehmungen vom Innenohr zum Gehirn zuständig

Nervus trigeminus
5. (V.) Hirnnerv; für Gefühlswahrnehmung im Gesicht und Versorgung der Kaumuskulatur zuständig

Nervus trochlearis
4. (IV.) Hirnnerv, für Augenbewegungen zuständig

Nervus vagus
10. (X.) Hirnnerv (siehe dort), versorgt u. a. Kehlkopf und Herz

Neuralgie
anfallsweise auftretender, kurzdauernder und heftiger Nervenschmerz

neuralgiform
in Art einer Neuralgie

Neuraltherapie
Behandlungsmethode mit gezielter Einspritzung von Lokalanästhetika (örtlichen Betäubungsmitteln) in sogenannte Störfelder zur Auflösung von Blockaden

neuro-
Vorsilbe: das Nervensystem betreffend

Neuroborreliose
das Nervensystem beteiligende Borrelieninfektion; eine Neuroborreliose kann einem Schlaganfall ähnelnde Beschwerden hervorrufen

neurodegenerativ
mit einem Nervenzellabbau einhergehend

neurogene Blasenstörung
Blasenentleerungsstörung aufgrund einer Schädigung des ZNS, siehe auch Überlaufblase, atone Blase

Neuroleptikum (Mehrzahl: Neuroleptika)
Medikament zur Behandlung von Wahnideen und Ruhigstellung bei Schizophrenien und anderen Psychosen, in niedriger Dosierung auch ansonsten zur Beruhigung und Verbesserung des Schlafs einsetzbar

Neurolinguistik
Untersuchung von durch Störungen des Nervensystems bedingten Sprach- und Sprechstörungen

Neurologe
Arzt für Neurologie (körperliche Krankheiten des Nervensystems und der Muskulatur)

neurologisch
das Nervensystem betreffend

Neuron
Nervenzelle

neuronal
Nervenzellen betreffend

Neuropathie
Sammelbegriff für Erkrankungen der peripheren Nerven unterschiedlicher Ursache

Neuropathologie
Veränderungen des Gewebes bei Krankheiten des Nervensystems

Neurophysiologie
Untersuchung der elektrischen Erregbarkeit und Funktion von Nerven- und Muskelzellen, bei Schlaganfällen in erster Linie mittels evozierter Potentiale (siehe dort)

neurophysiologische Untersuchung
elektrische Messung der Spannung erregbarer Körperzellen (Nerven und Muskeln) und Organe

Neuroprotektion
Schutz des Nervensystems; bei manchen Medikamenten wird eine solche (neuroprotektive) Wirkung angenommen

Neuropsychologie
Untersuchung der Leistungsfähigkeit des Gehirns und der verschiedenen Hirnabschnitte (Aufmerksamkeit, Gedächtnis, Konzentration, Sprache etc.)

Neuroradiologie
bildgebende Untersuchung des Nervensystems, z. B. durch Computer- oder Magnetresonanztomographie (siehe dort)

Neurose
seelische Störung oder Krankheit ohne körperliche Grundlage

neurotisch
seelisch gestört

Neurotransmitter
Überträgerstoff des Nervensystems; chemischer Stoff, der elektrische Impulse von einer Nervenzelle an andere weitergibt (= Transmitter)

neurotrop
auf das Nervensystem gerichtet; neurotrope Viren sind z. B. Viren, die u. a. das Nervensystem befallen können

neutralisieren
aufheben, entgegenwirken

Neutropenie
Verringerung der weißen Blutkörperchen

nichtflüssige Aphasie
Sprachstörung mit Problemen bei der Sprachbildung bzw. beim Aussprechen von Worten trotz intensiver Anstrengung bei erhaltenem Sprachverständnis (= Broca-Aphasie, = expressive Aphasie, = motorische Aphasie)

nichtklassifizierbar
nicht (in ein Schema) einzuordnen; z.B. die Form einer Sprachstörung

nichtsteroidal
keine Steroide (siehe dort) enthaltend

niedermolekular
mit einem niedrigen Molekulargewicht (= »Teilchengewicht«, Gewicht eines einzelnen Heparinmoleküls)

niedermolekulares Heparin
Heparin mit einem niedrigen Molekulargewicht

Niedrigflußinfarkt
Hirninfarkt infolge zu geringen Blutflusses, entweder bei Blutdruckabfall oder hinter hochgradigen Gefäßeinengungen; führt zu Grenzzonen- oder Endstrominfarkten (siehe jeweils dort)

Niereninsuffizienz
Nierenversagen

nokturnal
nachts, im Schlaf auftretend

Nomenklatur
Namenverzeichnis, Übereinkunft zur einheitlichen Benennung z.B. von Krankheitsformen

non-
Vorsilbe: nicht-

Noncompliance
fehlende Bereitschaft zur Befolgung ärztlicher Ratschläge

nonverbal
nichtsprachlich, ohne Worte

Nootropikum
(Mehrzahl: Nootropika)
Medikamente zur Steigerung der Leistungsfähigkeit des Gehirns über eine Zunahme des Stoffwechsels der Nervenzellen

Noxe
krankheitserregende Ursache, Schädlichkeit

Nuklearmedizin
Untersuchung mit Isotopen (radioaktiv schwach strahlende Stoffe)

Nykturie
nächtlicher Harndrang

Nystagmus
Augenzittern, unwillkürliche oder reflektorische Wechselbewegungen der Augäpfel mit einer raschen und einer langsamen Bewegungsrichtung; siehe auch Blickrichtungsnystagmus, dissoziierter Nystagmus und Spontannystagmus

O

Oberflächensensibilität
Berührungs-, Schmerz- und Temperaturempfinden

Obduktion
Leicheneröffnung zur Feststellung der Todesursache (andere Bezeichnungen = Autopsie oder Sektion)

objektiv
streng sachlich beobachtend und beurteilend, bei unvoreingenommener Betrachtung vorhanden; Gegensatz: subjektiv (siehe dort)

objektivierbar
nachweisbar, durch Untersuchungsergebnisse belegbar

objektivierbare Beschwerden
durch Untersuchungsergebnisse belegbare Beschwerden: z. B. durch Befunde im Computer- oder Magnetresonanztomogramm oder durch veränderte evozierte Potentiale (siehe auch dort)

obligat
zwingend

obligatorisch
zwingend erforderlich, vorgeschrieben

Obstipation
Stuhlverstopfung, verzögerte Kotentleerung

Obstruktion
Verstopfung

Octopus-Perimetrie
Untersuchung des Gesichtsfeldes mit einem computergesteuerten Gerät

Ödem
Gewebeschwellung durch vermehrte Flüssigkeitseinlagerung

okulär
die Augen betreffend

okzipital
am Hinterkopf gelegen

Okzipitallappen
Hinterkopflappen (Abb. 9, S. 73)

olfaktorisch
das Riechen betreffend

oligo-
Vorsilbe: wenig, verringert, vermindert

Oligodipsie
verminderte Flüssigkeitsaufnahme, vermindertes Trinken

oligoklonale Banden
Elektrophoresemuster mit Nachweis einer Anhäufung bestimmter, gleichartiger Immunglobuline (= Banden), vor allem bei entzündlichen Krankheiten

Oligurie
verminderte Harnbildung

Ophthalmika
Arteria ophthalmica, Augenarterie

ophthalmologisch
die Augen betreffend

Ophthalmoplegie
Augenmuskellähmung

Ophthalmoskop
Augenspiegel, Gerät zur Untersuchung des Augenhintergrundes

Optikus
Sehnerv

Optikusatrophie
Sehnervenschwund; am Augenhintergrund durch Abblassung der Papille sichtbar

Optikusneuritis
Sehnervenentzündung

Optikusneuropathie
Sehnervenschädigung, kann auch durchblutungsbedingt sein (siehe ischämische Optikusneuropathie)

optisch
das Sehen betreffend

optokinetisch
das Sehen beweglicher Gegenstände betreffend

optokinetischer Nystagmus
durch Bewegungen ausgelöster Nystagmus (siehe auch dort)

oral
durch den Mund (z. B. Einnahme von Medikamenten), den Mund betreffend

Orbita
knöcherne Höhle des Gesichtsschädels für das Auge

organisch
körperlich; Gegensatz: psychisch, Kombination: psychosomatisch (siehe jeweils dort)

organisches Psychosyndrom
ungenauer Begriff für psychische Veränderungen aufgrund einer körperlichen Krankheit oder Störung mit Beteiligung des Nervensystems

Orientierung
Fähigkeit der richtigen Erkennung von Ort, Zeit, Situation und Gegebenheiten der eigenen Person

Osteomalazie
Knochenerweichung

Osteoporose
Schwund des festen Knochengewebes mit erhöhtem Risiko von Brüchen

Östrogen
weibliches Geschlechtshormon

outcome
englisch: Ergebnis; in der Medizin: Zustand nach einer Erkrankung, einer Erkrankungsphase oder deren Behandlung

output
englisch: Ausgang; z. b. von einer Zelle oder einem Organ ausgehende Wirkungen

Ovar
Eierstock

Ovulationshemmer
Hormone zur Hemmung des Eisprungs bei der Frau, = hormonelle Kontrazeptiva, »Antibabypille«

Ozon
instabile, energiereiche Form des Sauerstoffs, kann schon in geringen Dosen giftig sein

Ozontherapie
umstrittene, in ihrer Wirksamkeit bisher nicht belegte Behandlungsmethode vieler Beschwerden, bei der den Kranken Blut entnommen, außerhalb des Körpers mit Ozon angereichert und dann wieder infundiert wird

P

Pallästhesie
Vibrationsempfinden; wird bei der neurologischen Untersuchung durch Aufsetzen einer Stimmgabel über Knochen wie z. B. der Kniescheibe oder den Fußknöcheln geprüft

Pallhypästhesie
vermindertes Vibrationsempfinden

palliativ
Beschwerden lindernd, aber nicht heilend

Palmomentalreflex (PMR)
sogenannter Primitivreflex, der bei Beklopfen oder Bestreichen des Daumen- oder Kleinfingerballens zu einem gleich- oder beidseitigen Zusammenziehen der Kinnmuskulatur führt; schon bei jüngeren Gesunden bei etwa 10% auslösbar, bei Krankheiten des zentralen Nervensystems aber gehäuft

Panarteriitis nodosa
immunologische Gefäßerkrankung mit Beteiligung des Nervensystems; kann zu einem Schlaganfall führen

Panzytopenie
Verminderung aller Blutzellen, z. B. als Nebenwirkung von Medikamenten

Papille
siehe Sehnervenpapille

Papillenödem
Anschwellung der (Sehnerven-) Papille; außer einem erhöhten Druck im Schädelinnern kann auch eine vordere Sehnervenentzündung (Papillitis) zugrunde liegen

para-
Vorsilbe: neben, um etwas herum, bei, entlang, gegen

Paragrammatismus
komplizierter Satzbau mit Satzteilverdoppelungen und Verschränkungen sowie falschen Funktionswörtern; kommt bei der Wernicke-Aphasie vor (siehe dort)

parainfektiös
um eine Entzündung herum

Paralalie
Danebenreden mit Verwechseln und Entstellen von Wörtern

Paralexie
Lesen falscher Buchstaben oder Wörter

Paralyse
Schwäche, Lähmung

Parameter
Meßgröße, Kenngröße

Paraparese
Schwäche, Lähmung beider Beine; bei Schlaganfällen entweder auf Erkrankungen im Hirnstamm oder zwei (in der Regel nicht gleichzeitig aufgetretene) Schlaganfälle in beiden Hirnhälften

Paraphasie
falsches Sprechen mit Satzveränderungen durch falsche Wörter (siehe auch semantische Paraphasie) oder Wortveränderungen durch falsche Laute (siehe auch phonematische Paraphasie)

Paraplegie
völlige Lähmung bzw. Bewegungsunfähigkeit von zwei einander entsprechenden Körperabschnitten, meist beider

Beine; kommt bei Schlaganfällen praktisch nicht vor

Paraspastik
spastische Lähmung von zwei einander entsprechenden Körperabschnitten, meist beider Beine; kommt bei Schlaganfällen selten vor

Parästhesie
ohne äußeren Reiz auftretende Mißempfindung (z. B. »Ameisenlaufen«, »taube« oder »eingeschlafene« Glieder)

Parasympathikus
dem Sympathikus (siehe dort) entgegenwirkender Teil des vegetativen oder autonomen Nervensystems

Parasympatholytikum (Mehrzahl: Parasympatholytika)
Stoff, der die Tätigkeit des parasympathischen Systems abschwächt

Parasympathomimetikum (Mehrzahl: Parasympathomimetika)
Stoff, der die Tätigkeit des parasympathischen Systems verstärkt

paravenös
neben einer Vene; paravenös gegebene Spritzen oder Infusionen können zu langdauernden Beschwerden führen

Parenchym
Organgewebe, z. B. der Leber oder des Gehirns

Parenchymschaden
Schädigung von Organgewebe, z. B. der Leber oder des Gehirns

parenteral
unter Umgehung des Magen-Darm-Kanals; z. B. Verabreichung von Medikamenten mit Spritzen in Venen, in die Muskulatur oder unter die Haut

Parese
teilweise Lähmung, Schwäche

Paresegrad
Schweregrad einer teilweisen Lähmung oder Schwäche; anderer Ausdruck = Kraftgrad (siehe Tab. 2, S. 93)

parietal
am Scheitel gelegen

Parietallappen
in der Scheitelregion liegende Teile des Gehirns (siehe Abb. 9, S. 73)

Parkinson-Krankheit
»Schüttellähmung«, die unter anderem mit Muskelzittern, erhöhter Muskelspannung und verminderter Beweglichkeit einhergeht

paroxysmal
anfallsweise

partiell
teilweise, unvollständig; bei den meisten Störungen durch Schlaganfälle kommt es zu einer partiellen Rückbildung

partiell reversibles ischämisches neurologisches Defizit (PRIND)
zerebrale Durchblutungsstörung mit sich teilweise zurückbildenden Störungen und Ausfällen

passager
vorübergehend

Patellarsehnenreflex (PSR)
Reflex des Muskels an der Oberschenkelvorderseite, bei dem es durch Beschlagen der Kniescheibensehne zu einem Strecken des Beines im Kniegelenk kommt

Pathogenese
Entstehung und Entwicklung von Krankheiten

Pathologie
Lehre von krankhaften Vorgängen im Körper

pathologisch
krankhaft

Pathomechanismus
Art der Entstehung von Krankheitsprozessen

Penetranz
Durchsetzungskraft; bei Krankheiten z. B. die Wahrscheinlichkeit, mit der sich eine Erbanlage durchsetzt

Penetration
Durchdringung, Durchsetzungskraft (z. B. von Erbanlagen)

Pentoxifyllin
Medikament zur Behandlung von Durchblutungsstörungen u. a. des Gehirns (Handelsname z. B. Trental)

Penumbra
»Halbschatten«; Bezeichnung desjenigen Hirngewebes in der unmittelbaren Umgebung eines Infarkts, das vom Absterben bedroht, aber noch nicht unwiderruflich geschädigt ist

Perfusor
Gerät zur genauen Steuerung (Tropfgeschwindigkeit bzw. Dosierung) von Infusionen oder in Blutgefäße verabreichten Medikamenten (z. B. Heparin bei »therapeutischer Heparinisierung«; siehe auch dort)

peri-
Vorsilbe: um (etwas) herum

Perimetrie
Gesichtsfelduntersuchung (Grenzen und evtl. Ausfälle); siehe auch Konfrontationsperimetrie und Octopus-Perimetrie

peripher
außen, am Rand gelegen; Gegenteil: zentral (siehe dort)

periphere arterielle Verschlußkrankheit
Einengungen und Verschlüsse von Schlagadern z. B. im Bekkenbereich oder an den Beinen

peripheres Nervensystem
Anteile des Nervensystems, die außerhalb von Gehirn und Rückenmark liegen; Gegensatz: zentrales Nervensystem (siehe dort)

perivaskulär
um Gefäße herum gelegen

perivenös
um Venen herum gelegen

periventrikulär
um die Hirnventrikel gelegen

permanent
dauernd

Permeabilität
Durchlässigkeit

Peroneus
Wadenbeinnerv (Nervus peroneus)

Peroneusparese, Peroneuslähmung
Lähmung des Peroneusmuskels mit Herabhängen des Fußes beim Anheben oder Laufen

Peroneusschiene
Schiene zur Anhebung des Fußes bei Peroneuslähmung

Perseveration
Haftenbleiben; beharrliches Wiederholen des gleichen Wortes, der gleichen Vorstellung oder der gleichen Handlung

Persistenz
Fortbestehen

persistierend
bestehenbleibend, weiterbestehend

Perzeption
Wahrnehmung; bewußte Aufnahme von Sinnesinformationen

Pflegefall
kranker Mensch, bei dem nicht mehr medizinische Maßnahmen mit dem Ziel einer Heilung, sondern pflegerische Maßnahmen im Vordergrund stehen

Pflegegeld
in Deutschland: von der Pflegeversicherung übernommene Kosten für die Grundpflege und hauswirtschaftliche Betreuung von Kranken bis zu einer Höhe von 1300 DM monatlich

Pflegeversicherung
in Deutschland 1995 eingeführte und 1996 ausgebaute Ergänzung der Krankenversicherung für die Pflege

Phänomen
Erscheinung

Phänomenologie
Erscheinungsbild

Phänotyp
individuelles »Erscheinungsbild« eines Menschen infolge von durch Umwelteinflüsse und sonstige Besonderheiten beeinflußten Erbanlagen; Gegensatz: Genotyp als Gesamtheit der ererbten Merkmale (siehe dort)

Pharmakodynamik
Wirkung von Stoffen oder Medikamenten am Rezeptor/ Wirkort

Pharmakokinetik
Aufnahme, Verteilung, Verarbeitung und Ausscheidung von Stoffen oder Medikamenten im Körper

Pharmakologie
Lehre von der Wirkung und Verträglichkeit von Medikamenten

Pharmakon (Mehrzahl: Pharmaka)
Medikament

Pharmakotherapie
medikamentöse Behandlung

Phase I- bis IV-Studie
Bezeichnung für unterschiedliche Studien vor und nach Einführung eines neuen Medikaments

Phenprocoumon
: Medikament zur Abschwächung der Blutgerinnung und Verhinderung von Blutgerinnseln; Handelsname Marcumar

Phlebitis
: Venenentzündung

Phlebothrombose
: Venenverschluß durch Blutgerinnsel

phonematisch
: die Lautanordnung (beim Sprechen) betreffend

phonematische Paraphasie
: falsches Sprechen mit Wortveränderungen durch Verwechseln, Auslassen, Hinzufügen oder Verändern von Lauten (z. B. »Rille« statt »Brille«)

Phonetik
: Lehre von der Laut- und Stimmbildung

Physiologie
: Lehre von den normalen (gesunden) Vorgängen im Körper

physiologisch
: unauffällig, gesund; den normalen Abläufen im Körper entsprechend

Physiotherapie
: Krankengymnastik, physikalische Therapie

physisch
: körperlich

Pia mater
: weiche Hirnhaut

Placebo
: siehe Plazebo

Plaque
: französisch: Platte; Herd, Frühform arteriosklerotischer Gefäßveränderungen (siehe Abb. 11)

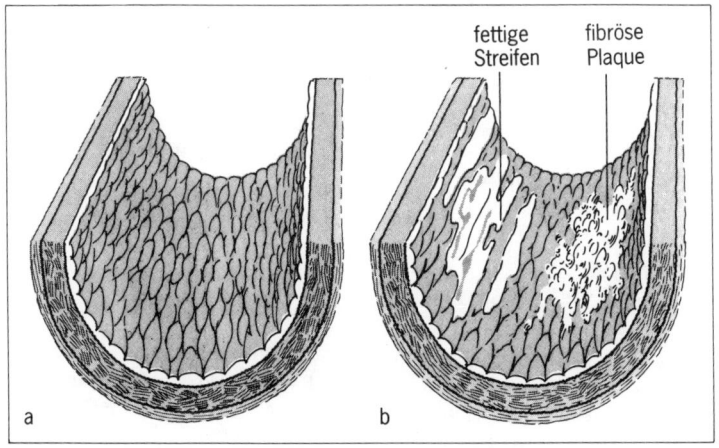

Abb. 11   Plaque (a: normales Gefäß, b: fettige Streifen und Plaque)

Plasma
flüssige Bestandteile; Blutplasma = noch gerinnbare Blutflüssigkeit

Plasmaexpander
Lösungen zur »Vermehrung« des Blutplasmas; wurden lange Zeit routinemäßig jedem Schlaganfallpatienten gegeben, bis sich herausstellte, daß ihre Gabe meist schädlich ist (Beispiele für entsprechende Infusionen sind Rheomacrodex und HAES-Lösung; siehe auch jeweils dort)

Plasmakonzentration
Konzentration im Blutplasma (den noch gerinnbaren flüssigen Blutbestandteilen); z. B. von Medikamenten

Plasmapherese
Austauschbehandlung des Blutplasmas

Plasmaspiegel
siehe Plasmakonzentration

Plasmazelle
Gruppe von weißen Blutkörperchen, zuständig für die Bildung von Antikörpern

Plasmin
wichtigster Stoff zur Auflösung eines Thrombus (siehe dort)

Plasminogen
Vorstufe von Plasmin

Plasminogenaktivator
eiweißspaltender Stoff, der Plasminogen zu Plasmin umwandelt; siehe auch Gewebsplasminogenaktivator (TPA)

Plazebo
Scheinmedikament ohne Wirkstoffe (»Leer-Präparat«); wird bei Prüfungen zur Wirksamkeit und Verträglichkeit von neuen Medikamenten zu Kontrollzwecken eingesetzt

Plazeboeffekt
Wirkung von Plazebo (z. B. auf Schmerzen)

Plazebogruppe
Gruppe der Patienten, die bei der Prüfung eines neuen Medikaments Plazebo erhalten

plazebokontrolliert
Beurteilung eines Behandlungseffekts durch gleichzeitige Gabe von Plazebo, entweder an alle Behandelten abwechselnd mit dem »echten« Medikament oder an einen Teil der Behandelten

Plegie
vollständige Lähmung, totaler Verlust der Muskelkraft

plegisch
mit einer vollständigen Lähmung einhergehend

Pneumonie
Lungenentzündung

Pollakisurie
abnorm häufiges Wasserlassen

poly-
Vorsilbe: viel, vielfach

Polyarteriitis nodosa
immunologische Gefäßerkrankung mit Beteiligung des Nervensystems

Polypragmasie
unsystematisches Probieren von vielen Behandlungsmethoden oder Medikamenten

Polytoxikomanie
Abhängigkeit von mehreren Suchtmitteln, z. B. Alkohol und Tabletten

Polyzythämie
krankhafte Vermehrung der Erythrozyten

Pons
Brücke, Abschnitt des Hirnstamms, vor dem Kleinhirn und zwischen Mittelhirn und verlängertem Rückenmark gelegen

pontin
die Brücke (Pons) betreffend

pontomedullär
die Brücke (Pons) und das verlängerte Rückenmark (Medulla) betreffend

pontozerebellär
die Brücke (Pons) und das Kleinhirn (Zerebellum) betreffend

positiv
nachweisbar, vorhanden; im medizinischen Sprachgebrauch: »auffällig«, etwas Krankhaftes nachgewiesen, im alltäglichen Sprachgebrauch demgegenüber aber: gut, nicht schädlich

post-
Vorsilbe: nach

posterior
hinten

Posterior
Arteria cerebri posterior; hintere Gehirnarterie

Posteriorinfarkt
Infarkt im Versorgungsgebiet der hinteren Gehirnarterie

postinfektiös
nach einer Entzündung

postoperativ
nach einer Operation

postpunktioneller Kopfschmerz
vorübergehender Kopfschmerz nach Lumbalpunktion

posttraumatisch
nach einer Gewalteinwirkung (z. B. im Rahmen eines Unfalls)

Potential
elektrischer Spannungsunterschied

potentiell
möglicherweise, unter Umständen, denkbar

prä-
Vorsilbe: vor

Prädiktor
Merkmal oder Größe zur Vorhersage eines Ereignisses (z. B. eines Schlaganfalls)

Prädilektionsstelle
Stelle bzw. Ort eines bevorzugten Auftretens; arteriosklerotische Veränderungen haben z. B. eine Prädilektionsstelle an Aufteilungen von Gefäßen

prädisponieren
empfänglich machen, vorbereiten

Prädisposition
Empfänglichkeit, z. B. für Krankheiten

pragmatisch
sachbezogen

prämorbid
Zustand vor dem Auftreten einer Krankheit

Prävalenz
Anzahl von Fällen einer bestimmten Krankheit in einem bestimmten Gebiet zu einem bestimmten Zeitpunkt bezogen auf eine bestimmten Zahl von Menschen (z. B. Zahl von Menschen mit einer Krankheit pro 100 000 Einwohner); die Prävalenz von Schlaganfällen wird in Mitteleuropa auf etwa 600 pro 100 000 Menschen geschätzt

Prävention
Vorkehrung zur Verhinderung von Krankheiten; es gibt viele wirksame Maßnahmen zur Prävention von Schlaganfällen

primär
von Anfang an, anfänglich, zu Beginn, ursprünglich, übergeordnet; Gegensatz: sekundär (siehe dort)

Primärantwort
erste Hauptantwort einiger evozierter Potentiale (siehe dort)

Primärprävention
Verhindern des erstmaligen Auftretens von Krankheitszeichen

Primitivreflexe
Gruppe von Reflexen, die bei den meisten Menschen üblicherweise nicht auslösbar sind; bei verschiedenen Krankheiten des Gehirns können sie aber »enthemmt« und dadurch auslösbar werden

Prodrom (Mehrzahl: Prodromi)
Vorbote, Ankündigung; bei Schlaganfällen können dies transitorische ischämische Attacken (siehe dort), aber auch unspezifische Beschwerden wie Kopfschmerzen und Schwindel sein

professionell
beruflich; aufgrund erlernter bzw. besonderer Fähigkeiten

Prognose
Vorhersage, z. B. des weiteren Beschwerdeverlaufs oder des Risikos eines Auftretens neuer Krankheitszeichen

progredient
fortschreitend, zunehmend, sich verschlechternd

progredienter Hirninfarkt
ischämischer Schlaganfall mit im Verlauf von Stunden bis Tagen zunehmenden, immer stärker werdenden Störungen und Ausfällen (englisch: progessive stroke)

Progredienz
Fortschreiten, z. B. einer Krankheit

Progression
Zunahme

progressiv
fortschreitend, zunehmend, sich verschlechternd

Prolaps
Vorfall, Vorwölbung

prolongiert
verlängert, länger dauernd

prophylaktisch
vorbeugend, vorsorglich

Prophylaxe
Vorbeugung, Vorsorge; bei Schlaganfällen gibt es viele wirksame Ansätze für eine Prophylaxe

propriozeptiv
Eigenempfindungen des Körpers (Propriozeption) betreffend

propriozeptive neuromuskuläre Fazilitation (PNF)
besondere krankengymnastische Behandlungsmethode mit Bewegungsförderung über die Förderung von Eigenreflexen (siehe dort)

Prosopagnosie
Unfähigkeit des (Wieder-) Erkennens von vertrauten Gesichtern trotz normalem Sehvermögen; kommt besonders bei Schlaganfällen vor, die die Hinterkopflappen betreffen

prospektiv
die weitere Entwicklung betreffend; bei Krankheiten: den weiteren Verlauf betreffend

prospektive Studie
bei Krankheiten: systematische Untersuchung des weiteren Verlaufs, meist bei einer größeren Zahl von Patienten und unter Beachtung einer bestimmten Frage (z. B. der Wirkung und Verträglichkeit eines neuen Medikaments zur Schlaganfallbehandlung)

Prostaglandin
vom Körper selbst in den Endothelzellen (siehe dort) der Blutgefäße hergestellter Stoff mit vielfältigen Wirkungen

Prostazyklin
vom Körper selbst in den Endothelzellen (siehe dort) der Blutgefäße hergestellter Stoff, der das Anheften von Thrombozyten an der Gefäßwand und ihr Verklumpen abschwächt

Protein
Eiweiß; kann aus 20 verschiedenen Aminosäuren (siehe dort) bestehen

Prothrombin
Vorstufe von Thrombin (siehe dort)

Provokation
Herausforderung; bei Krankheiten: Auslösung von Krankheitszeichen; bei Durchblutungsstörungen des Gehirns z. B. durch eine ungesunde Lebensweise

proximal
nahe zum Körperstamm liegend, z. B. an den Oberarmen

Pseudo-
Vorsilbe für unecht, vorgetäuscht, falsch

Pseudobulbärparese
: scheinbare Bulbärparalyse (siehe dort), die jedoch durch eine beidseitige Schädigung des Großhirns und nicht des Hirnstamms verursacht wird

Psychiater
: Arzt für Psychiatrie (für seelische [psychische] Krankheiten des Nervensystems)

psychiatrisch
: durch eine seelische Krankheit bedingt

psychisch
: seelisch, Gegensatz: organisch (siehe dort)

Psychoanalyse
: durch Sigmund Freud 1886 begründete Form der Psychotherapie, die wesentliche Ursachen psychischer Störungen in der frühen Kindheit sieht

psychogen
: seelisch bedingt

Psychologie
: Lehre von psychischen Vorgängen (Fühlen und Denken) sowie ihrem Einfluß auf das Verhalten

Psychometrie
: Messung psychischer Vorgänge bzw. der geistigen Leistungsfähigkeit, z. B. durch Tests

Psychomotorik
: die Gesamtheit der durch Gedanken (Psyche und Willen) beeinflußbaren Bewegungen; nach manchen Schlaganfällen verlangsamt

psychomotorisch
: die Psychomotorik betreffend

Psychopathologie
: Lehre von krankhaften psychischen Vorgängen (seelische Störungen oder Krankheiten)

psychopathologisch
: in bezug auf seelische Krankheiten

Psychopharmakon
: (Mehrzahl: Psychopharmaka) Medikament zur Behandlung psychischer Störungen (Hauptgruppen: Benzodiazepine, Antidepressiva, Neuroleptika; siehe jeweils dort)

Psychose
: seelische oder »Geistes-« Krankheit auf körperlicher Grundlage, z. B. durch Medikamente oder andere Krankheiten des Gehirns

psychosomatisch
: körperliche Auswirkungen, aber seelische Ursachen habend; durch Wechselwirkungen zwischen Seele und Körper bedingt; Schlaganfälle sind zwar keine psychosomatische Krankheiten – das heißt, sie haben keine seelische Ursache – , bei manchen Betroffenen kommt es aber besonders zu Beginn zu psychosomatischen Begleitbeschwerden

Psychosyndrom
: ungenauer Sammelbegriff für ein vieldeutiges Beschwerdebild mit im Vordergrund stehender geistiger Leistungsminderung

Psychotherapie
: seelische Behandlung; bedient sich vorwiegend verschiedener nicht-medikamentöser Methoden wie Gesprächstherapie, Hypnose, Psychoanalyse oder Verhaltenstherapie; nach Schlaganfällen kann eine begleitende Psychotherapie sinnvoll sein

Psychotrauma
: psychische, seelische Verletzung, z. B. Tod eines nahen Angehörigen

psychotrop
: auf psychische, seelische Funktionen einwirkend

Puls
: Herzschlag; durch den Blutauswurf des Herzens entstehende, fühlbare Druckwelle in den Arterien

Pulsfrequenz
: Häufigkeit des Herzschlags

Pulstherapie
: kurzdauernde Behandlung mit hohen Dosen eines Medikaments, z. B. mit Kortison; andere Bezeichnung = Stoßtherapie

Punktion
: »Anstechen«, Einstich mit einer Nadel in den Körper zur Entnahme von Flüssigkeit oder Gewebe, z. B. Lumbalpunktion (siehe dort) zur Entnahme von Nervenwasser

Pupille
: kreisförmige Öffnung der Irisblende des Auges

Pupillenreaktion
: Verhalten der Pupille bei Lichteinwirkung oder anderen Reizen

Pusher-Syndrom
: englisch: to push = stoßen; gelegentlich nach Schlaganfällen vorkommendes Beschwerdebild, bei dem die Betroffenen immer wieder versuchen, ihren Körper zur gelähmten Seite zu stoßen

Pyramidenbahn
: doppelseitig angelegte Bahn im Zentralnervensystem, führt von der Hirnrinde zum Rückenmark und vermittelt die Bewegungen; Schädigung führt zu Pyramidenbahnzeichen

Pyramidenbahnschädigung/ Pyramidenbahnzeichen
: Krankheitszeichen bei Schädigung der Pyramidenbahn, vor allem (siehe jeweils auch dort)
- gesteigerte Muskeleigenreflexe und spastisch erhöhte Muskelspannung
- abgeschwächte Fremdreflexe
- Auftreten krankhafter Zeichen (insbesondere Babinski-Zeichen)

Pyramidenbahnstimulation
: Reizung der Pyramidenbahn, z. B. mit Strom oder Magneten (siehe auch Magnetstimulation)

Q

Quadrant
Kreisviertel

Quadrantenanopsie
Ausfall eines Viertels des Gesichtsfeldes, z. B. bei Posteriorinfarkt (siehe dort)

qualitativ
gütemäßig, die Güte betreffend

quantifizieren
als Menge oder Zahl ausdrücken

quantitativ
mengen- oder zahlenmäßig, die Menge oder Zahl betreffend

Querschnittslähmung
querschnittsförmige Störung durch eine Erkrankung des Rückenmarks; kann mit Lähmungen, Taubheitsgefühlen und Blasen- bzw. Darmentleerungsstörungen einhergehen

Quick-Wert
Laborwert zur Bestimmung der Blutgerinnung

R

Radikale
besonders reaktionsfähige Form von Atomen und Molekülen; entstehen z. B. durch ultraviolette Strahlung und werden für Zellschädigungen u. a. beim Schlaganfall verantwortlich gemacht

Radikalfänger
chemische Stoffe, die Radikale binden können

Ramus
Ast, zum Beispiel einer Arterie

Ramus communicans
Verbindungsast zwischen Arterien

randomisiert
zufällig, durch Zufall entschieden

rapid
rasch

rational
vernünftig, auf Vernunft gegründet, sachlich angemessen

raumfordernder Mediainfarkt
Hirninfarkt im gesamten oder großen Teilen des Versorgungsgebietes der Arteria cerebri media (mittleren Hirnarterie) mit Anschwellung üblicherweise innerhalb der ersten Tage; die durch die Anschwellung entstehende Raumforderung ist lebensbedrohlich, weshalb zur Druckentlastung teilweise zu einer vorübergehenden Entfernung der knöchernen Schädeldecke geraten wird (siehe auch Dekompression)

Raumforderung
(raumfordernder Prozeß)
Krankheitsprozeß mit Verdrängung gesunden Gewebes, z. B. bei Tumoren oder Blutungen im Gehirn oder Rückenmark

Reagibilität
Reaktionsvermögen

reaktiv
als Reaktion (auf eine Schädigung oder ein Ereignis) auftretend

reaktive Depression
Niedergeschlagenheit, Verstimmung nach einer Schädigung oder einem Ereignis, z. B. einem Schlaganfall

Reanimation
Wiederbelebung

reanimieren
wiederbeleben

Rectum (Rektum)
Enddarm, After

recurrent utterances
englisch: wiederkehrende Äußerungen; Sprachautomatismen bei schwerer globaler Aphasie (siehe dort) mit Aneinanderreihung von Lauten (z. B. »O-,o- ,o-, o-...«), Silben (z. B. »Ta, ta, ta, ta...«) oder Wörtern (z. B. »Ja, nee..., nee, ja..., nee...«)

Reduktion
Verminderung, Abnahme

Referenz
Bezug, Bezugsgröße

Referenzbereich
Bezugsbereich, z. B. Normalbereich von Laborwerten oder elektrophysiologischen Meßwerten

Reflex
unwillkürliche, aber regelhaft ablaufende und durch einen geeigneten Reiz auslösbare Reaktion; z. B. Zuckung eines Muskels nach Schlag auf die zugehörige Sehne

Reflexdystrophie, sympathische
andere Bezeichnung für Algodystrophie oder Sudeck-Syndrom (siehe dort)

Reflexsteigerung
abnorm lebhaft auslösbare Muskeleigenreflexe (= Pyramidenbahnzeichen); nach Schlaganfällen in den gelähmten Körperteilen häufig vorkommend

Reflux
Rückfluß; z. B. von der Harnblase bei manchen Formen einer Blasenentleerungsstörung (siehe dort)

refraktär
unempfindlich, nicht beeinflußbar

Regeneration
Heilung unter Neubildung oder Wiederherstellung von geschädigten Strukturen

regenerativ
mit einer Regeneration einhergehend

regenerieren
erholen, (aus)heilen

Regionalanästhesie
Betäubung nur eines Körperteils, z. B. eines Armes

Rehabilitation
Wiedereingliederung Kranker oder Behinderter, z. B. in das Berufsleben nach Besserung der Folgen eines Schlaganfalls

Rekonvaleszenz
Erholungsphase, z. B. nach einer Operation

Rekrutierung
Gewinnung von Teilnehmern, z. B. von Patienten zur Untersuchung der Wirksamkeit und Verträglichkeit eines neuen Medikaments

rektal
das Rectum (den Enddarm) betreffend, Verabreichung eines Medikaments (Zäpfchen oder Rektiole) durch den After

relevant
bedeutend, wichtig

Relevanz
Bedeutung, Wichtigkeit; meist im Sinne eines im Alltag wichtigen Unterschieds gebraucht

Remission
eindeutige Besserung oder Rückbildung von Krankheitszeichen (Symptomen oder Untersuchungsbefunden); kann vollständig (komplette oder Vollremission) oder teilweise (partielle oder Teilremission) sein; die Zeichen eines Schlaganfalls zeigen in Abhängigkeit von ihrer Art und dem Krankheitsstadium eine unterschiedlich gute Remission

remittierend
mit einer Remission einhergehend, siehe auch Verlauf

renal
auf die Niere bezogen

Reperfusion
Wiederdurchblutung

Reproduzierbarkeit
Wiederholbarkeit, Bestätigungsfähigkeit

Reservekapazität
bei der Hirndurchblutung: Reserven zur Steigerung über eine Weitstellung von Gefäßen

Residuum (Mehrzahl: Residuen)
Überbleibsel, Rest; z. B. einer früheren Schädigung oder Krankheit

Resorption
Aufnahme gelöster Stoffe; 1. aus dem Magen-Darm-Kanal in die Blutbahn (nach Einnahme als Dragee, Kapsel, Tablette oder Zäpfchen) und aus der Blutbahn in die Organe des Körpers, 2. von Einblutungen in Organe, z. B. in das Gehirn

Respiration
Atmung

respiratorisch
die Atmung betreffend

Restharn
unmittelbar nach dem Wasserlassen in der Blase verbliebener Urin

Restharnbestimmung
Messung der Restharnmenge durch Ultraschall oder Katheterisieren (siehe dort)

Restitution
Heilung mit Wiederherstellung der Funktion, Genesung

Restriktion
Einschränkung

retrograd
nach rückwärts gerichtet

retrospektiv
rückblickend

retrospektive Studie
rückblickend ausgewertete Untersuchung

reversibel
umkehrbar, rückbildungsfähig

Reversibilität
Umkehrbarkeit, Rückbildungsfähigkeit

reversibles ischämisches neurologisches Defizit (RIND)
zerebrale Durchblutungsstörung mit sich völlig zurückbildenden Störungen und Ausfällen, die jedoch länger als einen Tag anhalten

rezeptive Aphasie
das Sprachverständnis betreffende Aphasie mit flüssigem Reden, wobei das Gesprochene aber nicht verständlich ist (»Wortsalat«; = flüssige Aphasie, = sensorische Aphasie, = Wernicke-Aphasie)

Rezeptor
Bindungsstelle für Medikamente, Überträgerstoffe (Transmitter) oder andere Substanzen an der Oberfläche von Nerven- und anderen Körperzellen, die wie ein Schloß zum Schlüssel paßt; die meisten Medikamente können ihre Wirkung erst nach Bindung an den Rezeptor entfalten

rezessiv
überdeckt, zurücktretend

rezessive Vererbung
Vererbung, bei der eine Anlage nur dann zum Tragen kommt, wenn sie von beiden Elternteilen weitergegeben wird

Rezidiv
Rückfall, Wiederauftreten (z. B. von Krankheitszeichen)

rezidivierend
mit Rückfällen, Wiederauftreten von Krankheitszeichen einhergehend

rheologisch
die Fließeigenschaften (des Blutes) betreffend

rheologische Therapie
Behandlung zur Verbesserung der Fließeigenschaften des Blutes

Riesenzellenarteriitis
Entzündung von Arterien, die besonders die Schläfenarterie (= Arteria temporalis) betrifft; andere Bezeichnung = Arteriitis temporalis (siehe dort)

Rigidität
Starre, Versteifung der Muskulatur

Rigor
dauernd erhöhte Muskelspannung, Steife, Steifigkeit; z. B. bei der Parkinson-Krankheit vorkommend

Rindenblindheit
Blindheit durch beidseitige Schädigung der Sehrinde des Hinterkopflappens

Risikofaktor
Einflußgröße, deren Vorhandensein mit einem erhöhten Risiko einer Störung oder Krankheit einhergeht (bei

Schlaganfällen neben dem zunehmenden Lebensalter insbesondere erhöhter Blutdruck, Herzkrankheiten)

Romberg-Versuch
Prüfung der Standsicherheit bei geschlossenen Augen mit dicht nebeneinanderstehenden Füßen, oft zusätzlich mit gestreckt vorgehaltenen Armen durchgeführt

Rumpfataxie
Rumpfschwanken, nach Schlaganfällen besonders bei einer Beteiligung von Kleinhirn oder Hirnstamm

Ruptur
Zerreißen, Platzen; z. B. eines Aneurysmas (siehe dort) als Ursache einer Subarachnoidalblutung (siehe dort)

S

sagittal
lateinisch: in Pfeilrichtung; in der Regel gemeint: von vorne nach hinten oder von hinten nach vorne

Sagittalebene
im Magnetresonanztomogramm (MRT): Darstellung des Gehirns in der Körperlängsachse von der Seite her (Verbindung Nase-Hinterkopf); die mittlere Sagittalebene teilt den Körper in zwei spiegelbildliche Hälften

sakkadiert
ruckartig, unterbrochen; nach Schlaganfällen kann es zu sakkadierten Blickfolgebewegungen kommen

sakral
den Kreuzbeinbereich betreffend

Salivation
Speichelfluß

Sauerstoff
farb-, geruch- und geschmackloses Gas, Abkürzung: O; lebenswichtiger Energielieferant vieler Stoffwechselvorgänge u. a. im Gehirn

Sauerstoffradikale
besonders reaktionsfähige Form von Sauerstoff; entsteht z. B. durch ultraviolette Strahlung und wird für Zellschädigungen u. a. beim Schlaganfall verantwortlich gemacht

Sauerstofftherapie
Behandlung mit Sauerstoff; u. a. wird darunter auch die Ozontherapie (siehe dort) verstanden

Scan
mit Unterstützung eines Rechners erstelltes Bild

Schachbrettmuster-Reiz
bei den visuell evozierten Potentialen (VEP, siehe dort) am häufigsten eingesetzter Reiz in Form eines hin- und herspringenden bzw. in den hellen und dunklen Feldern abwechselnden Schachbrettmusters

Schädelbasis
Unterseite des knöchernen Gehirnschädels mit Schädelgruben sowie Ein- bzw. Aus-

trittsöffnungen (Foramina) für das Rückenmark, die Hirnnerven und Blutgefäße

Schädelgrube
grubenförmige Ausbuchtungen der knöchernen Schädelbasis zur Aufnahme verschiedener Hirnteile; siehe auch vordere Schädelgrube, mittlere Schädelgrube, hintere Schädelgrube

Schädel-Hirn-Trauma (SHT)
Sammelbezeichnung für alle Kopfverletzungen mit Gehirnbeteiligung (Gehirnerschütterung, Gehirnprellung, Gehirnquetschung etc.)

Schaltung
Verbindung; z. B. verschiedener EEG-Elektroden

Schaumzelle
mit Fett beladene Zelle in der Gefäßwand bei Arteriosklerose

Schlaf-Apnoe-Syndrom (SAS)
Krankheitsbild mit Atempausen und Absinken des Sauerstoffgehalts im Schlaf; Risikofaktor für einen Schlaganfall

Schläfenlappen
in der Schläfenregion (= Temporallappen) liegende Gehirnteile (Abb. 9, S. 73)

schlaff
mit einer Spannungsverminderung z. B. der Muskulatur einhergehend; Gegensatz = spastisch (siehe dort)

schlaffe Lähmung
Lähmung mit erniedrigtem Muskeltonus (siehe auch dort); kommt nach Schlaganfällen nur in den ersten Stunden vor, danach handelt es sich stets um spastische Lähmungen (siehe dort) mit erhöhtem Muskeltonus

Schlaganfall
schlagartig, plötzlich auftretende Durchblutungsstörung des Gehirns, die zu mindestens einen Tag lang anhaltenden Störungen (wie Lähmung oder Aphasie; siehe dort) führt

Schleiersehen
Sehen wie durch einen Schleier; kann Ausdruck einer Amaurosis fugax oder ischämischen Optikusneuropathie sein (siehe jeweils dort)

Schnauzreflex
sogenannter Primitivreflex (siehe dort), bei dem es nach Beklopfen eines auf die Lippen aufgelegten Spatels zu einer Art Schnauzenbildung des Mundes kommt

Schrankenfunktion
Bezeichnung der Tätigkeit der sogenannten Blut-Hirn-Schranke (BHS, siehe dort); bei einer gestörten Schrankenfunktion kommt es z. B. zum Übertritt von Eiweißstoffen aus dem Blutserum in den Liquor

Schulter-Arm-Syndrom/ Schulterbeschwerden
nach Schlaganfällen und unzureichender Krankengymnastik in der Akutphase auf der gelähmten Seite häufiger auf-

tretend; ursächlich können z. B. Subluxationen (teilweise Ausrenkungen) im Schultergelenk aufgrund der zunächst schlaffen Muskulatur sein, daneben auch Gelenkversteifungen durch mangelnde Aktivität (englisch: frozen shoulder = eingefrorene Schulter)

Screening
Suchen, Suchdiagnostik (englisch: to screen = suchen nach)

Sedativum (Mehrzahl: Sedativa)
beruhigendes, »ruhigstellendes«, meist auch müde machendes Medikament

sedierend
beruhigend, müde machend

Sedierung (Sedation)
müde machende Beruhigung, in der Regel mit Medikamenten (= Sedativa)

Segment (des Rückenmarks)
Abschnitt des Rückenmarks; in bezug auf die Anzahl der Wirbelkörper in jedem Abschnitt werden im Halsmark 8 Segmente (für Hals und Arme), im Brustmark 12 Segmente (für Brustkorb und Bauch), im Lendenmark 5 Segmente (für Beine) und im Sakralmark ebenfalls 5 Segmente (für Gesäß, Blase, Darm und Sexualfunktion) unterschieden

Sehbahn
Verlauf der für das Sehen zuständigen Nervenzellen von der Netzhaut des Auges durch das Gehirn bis zur Sehrinde am Hinterkopf; bei Schlaganfällen wird die Sehbahn häufiger geschädigt

Sehnenreflex
= Muskeleigenreflex, = (vereinfachend) Reflex

Sehnervenpapille
Austrittsstelle des Sehnerven aus der Netzhaut, die beim Augenspiegeln untersucht wird

Sektion
Leicheneröffnung zur Feststellung der Todesursache (andere Bezeichnungen = Autopsie oder Obduktion)

sekundär
nachfolgend an zweiter Stelle, nach- oder untergeordnet, hinterher; Gegensatz: primär (siehe dort)

Sekundärprävention
Verhindern des erneuten Auftretens von Krankheitszeichen, insbesondere schwerwiegenderer Störungen (z. B. eines Schlaganfalls nach TIA)

Selbsthilfegruppe
Gruppe direkt oder indirekt von einer Krankheit Betroffener (z. B. Patienten und Angehörige) mit gegenseitiger Unterstützung durch Erfahrungsaustausch

Selbstwertgefühl
Einschätzung der eigenen Leistungsfähigkeit und Bedeutung; nach Schlaganfällen häufiger vermindert

Selektion
Auswahl, Auslese

selektiv
gezielt, umschrieben, nur einen Teil betreffend

semantisch
auf die Bedeutung bezogen

semantische Paraphasie
falsches Sprechen mit Satzveränderungen durch falsche, meist aber in einer bedeutungsmäßigen Beziehung zueinander stehenden Wörter (z. B. »Ich laufe mit dem Auto« anstelle »Ich fahre mit dem Auto«)

semi-
Vorsilbe: halb-

sensibel
Wahrnehmungen für Berührung, Schmerz und Temperatur betreffend; auch für psychische, seelische Empfindungen verwandt

Sensibilisierung
Allergisierung, Immunisierungsvorgang

Sensibilität
Wahrnehmung für Berührung, Schmerz und Temperatur (spitz, stumpf, heiß, kalt etc.); auch für psychische, seelische Empfindsamkeit verwandt

sensible Ataxie
auf einer gestörten Gefühlswahrnehmung beruhende Ataxie (siehe auch dort)

sensibles Neuron
für die Gefühlswahrnehmung zuständige Nervenzelle

sensorisch
Sinneswahrnehmungen (Sehen, Riechen, Schmecken, Hören, Gleichgewicht) betreffend

sensorische Aphasie
das Sprachverständnis betreffende Aphasie mit flüssigem Reden, wobei das Gesprochene aber nicht verständlich ist (»Wortsalat«; = flüssige Aphasie, = rezeptive Aphasie, = Wernicke-Aphasie)

sensorische Funktionen
Sinnesfunktionen

Sepsis
Blutvergiftung

Serum
flüssiger Anteil, flüssige Form oder Zubereitung (Impfserum); Blutserum = nicht mehr gerinnbarer Anteil der Blutflüssigkeit

Serumkonzentration/Serumspiegel
Konzentration im Blutserum; z. B. von Medikamenten

Sichelzellanämie
besondere Form einer Anämie (siehe auch dort), bei der die Erythrozyten (rote Blutkörperchen) sichelförmig aussehen

signifikant
bedeutsam, meist für rechnerisch nicht durch Zufallsschwankungen erklärbare Unterschiede (statistisch signifikant) gebraucht

Signifikanz
Bedeutsamkeit, meist im Sinne eines rechnerisch-statistisch von Zufallseinflüssen abgrenzbaren Unterschieds gebraucht

Simulation
Vortäuschung, Nachahmung

simulieren
vortäuschen, nachahmen

simultan
gleichzeitig

Singultus
Schluckauf

Sinus
lateinisch: Bucht, Tasche; am Gehirn: große oberflächliche venöse Blutleiter, die von harter Hirnhaut umgeben sind

Sinusthrombose
Thrombose der Hirnsinus (große venöse Blutleiter an der Oberfläche des Gehirns, die von harter Hirnhaut umgeben sind)

sistieren
enden, aufhören

skandierende Sprache
»abgehackte«, stockende Sprache, kommt besonders bei Schlaganfällen mit Beteiligung des Kleinhirns vor

Sklerose
Verhärtung

Skotom
Ausfall oder Störung (z. B. Abdunklung) eines Teils des Gesichtsfelds

Sneddon-Syndrom
besondere Form einer Vaskulitis (siehe dort), die schon bei jüngeren Menschen zu einem Schlaganfall führen kann

somatisch
körperlich

somatoform
körperlich erscheinend, aber seelische Ursachen habend

somatomotorisch
die motorische Hirnrinde betreffend

somatosensibel
Berührungs-, Schmerz- und Temperaturwahrnehmungen bzw. die sensible Hirnrinde betreffend

somatosensibel evozierte Potentiale (SEP)
über Nervengeflechten, dem Rückenmark und der Kopfhaut abgeleitete und mit elektronischen Verstärkern nach vielfacher Mittelung dargestellte Folge von Spannungsschwankungen des EEGs, die der Gefühlsbahn zugeordnet werden können

somatosensorisch
Sinneswahrnehmungen (Sehen, Riechen, Schmecken, Hören) bzw. die entsprechenden Hirnrindenabschnitte betreffend

somnolent
benommen, krankhaft schläfrig

Somnolenz
Benommenheit, krankhafte Schläfrigkeit

Sondennahrung
alle lebenswichtigen Stoffe enthaltende Flüssignahrung

Sonodynator
Ultraschallgerät zur Behandlung verspannter Muskulatur

Sonographie
Ultraschalluntersuchung

Sopor
tiefe Schläfrigkeit

soporös
tief schläfrig

Sozialarbeit
Beratung und Betreuung von Menschen mit sozialen Problemen (z. B. aufgrund einer Krankheit); u. a. mit Hilfestellung beim Umgang mit Behörden

Spasmolyse
Lösen einer Verkrampfung

spasmolytisch
eine Verkrampfung lösend

Spasmus (Mehrzahl: Spasmen)
Verkrampfung oder erhöhte Spannung; führt bei Blutgefäßen zu einer vorübergehenden Einengung

Spastik
unwillkürlich hervorgerufene »federnd« erhöhte Muskelspannung, insbesondere bei rascher passiver und aktiver Bewegung (siehe auch Pyramidenbahnzeichen)

spastisch
mit einer vermehrten Muskelspannung (Spastik) einhergehend; Gegensatz = schlaff (siehe dort)

spastische Lähmung
Lähmung aufgrund einer Schädigung des zentralen Nervensystems (Gehirn und Rückenmark), u. a. mit erhöhter Muskelspannung einhergehend; Lähmungen nach Schlaganfällen sind außer ganz zu Beginn immer spastische

spezifisch
kennzeichnend

Sphincter/Sphinkter
Schließmuskel, z. B. der Harnblase oder des Enddarms

spinal
zum Rückenmark gehörend

spontan
aus sich selbst heraus, rasch einer Eingebung folgend

Spontaneität
spontane Handlungsweise

Spontannystagmus
schon in Ruhestellung der Augen auftretender Nystagmus (siehe dort)

sporadisch
gelegentlich, isoliert auftretend

Sprachautomatismus
gleichbleibende sprachliche Äußerungen aus Lautverbindungen oder Wörtern, die unwillkürlich hervorgebracht werden; kommt häufig bei globaler Aphasie (siehe dort) vor

Sprachzentrum
für die Sprache zuständige Teile des Gehirns, bei Rechtshändern und der Mehrzahl

der Linkshänder für das Sprachverständnis im hinteren linken Schläfenlappen und für die Sprachproduktion im hinteren linken Stirnlappen

Sprechapraxie
Apraxie der Sprechmuskulatur; kommt nach Schlaganfällen oft gemeinsam mit einer bukkofazialen Apraxie vor (siehe auch dort)

Sputum
Auswurf

Stadium
bei Krankheiten: Kennzeichnung des zeitlichen Verlaufs; z. B. Früh-, Spät- oder Endstadium; bei Schlaganfällen wird häufiger zwischen den Stadien I (= asymptomatisch, siehe dort), II (= transitorische ischämische Attacke oder TIA, siehe dort), III (progredienter Infarkt, siehe dort) und IV (kompletter Infarkt, siehe dort) unterschieden; diese Unterscheidung ist aber irreführend, weil z. B. Störungen der Gruppen III und IV sehr oft ohne vorherige Störungen der Gruppe I und II auftreten

Stammganglien
Nervenzellansammlungen in der Tiefe des Gehirns

Stammganglienblutung
Hirnblutung im Bereich der Stammganglien

Standataxie
Unsicherheit beim Stehen

Stangerbad
warmes Wasserbad mit Anwendung elektrischen Gleichstroms

statistisch
rechnerisch erwartet, aufgrund von Wahrscheinlichkeitsberechnungen

Status
lateinisch: Zustand

Stauungspapille
Vorwölbung der Sehnervenpapille in das Augeninnere bei Erhöhung des Hirndrucks (z. B. bei Hirntumoren oder -blutungen)

»Steal«-Syndrom
Anzapfsyndrom (englisch: to steal = stehlen); bei einem Verschluß einer Schlüsselbeinarterie kann es zu einem Umkehr der Flußrichtung des Blutes in einer Wirbelsäulenarterie kommen, was wiederum für eine Minderdurchblutung des Gehirns verantwortlich sein kann; siehe auch Subklavia-Anzapfsyndrom

Stenose
Einengung, Verengung

stenosierend
einengend, verengend

Stereognosie
Fähigkeit zum Erkennen von Form, Konsistenz und Wesen eines Gegenstandes durch alleiniges Betasten (bei geschlossenen Augen)

stereotyp
gleichförmig, gleichbleibend

Steroide
umfangreiche Gruppe körpereigener (z. B. Gallensäuren und Geschlechtshormone) oder von außen zugeführter (z. B. Kortisonpräparate) Substanzen mit grundsätzlich gleichem chemischen Aufbau

Stickstoff
farb-, geruch- und geschmackloses Gas, das sehr leicht mit anderen Stoffen reagiert, Abkürzung: S

Stickstoffmonoxid (NO)
Verbindung von Stickstoff und Sauerstoff, Abkürzung; SO; Stickstoffmonoxid wirkt zellschädigend und spielt bei Schlaganfällen wahrscheinlich eine wichtige Rolle

Stimulation
Reizung, Anregung

stimulieren
reizen (z. B. mit elektrischem Strom), anregen (z. B. Immunsystem)

Stimulus
Reiz, Anregung

Stoßtherapie
kurzdauernde Behandlung mit hohen Dosen eines Medikaments, z. B. mit Kortison; andere Bezeichnung = Pulstherapie

Strabismus
Schielen

Streptokinase
Stoff zur Thrombolyse (siehe dort)

Streß
zu starke Anforderungen bzw. Reize; es gibt guten Streß (= Eustreß) und schädlichen Streß (= Distreß)

Strichgang
Gehen auf einer geraden Linie mit offenen oder geschlossenen Augen (überprüft Gleichgewicht)

stroke
englisch = Schlag; Schlaganfall

Stroke Unit
englisch = Schlaganfalleinheit; in den letzten Jahren vermehrt gegründete spezielle Behandlungsbetten oder Stationen für Schlaganfälle an größeren neurologischen Kliniken, die jederzeit alle erforderlichen Untersuchungen und notwendigen Behandlungsmaßnahmen durchführen können

Struma
Kropf, Schilddrüsenvergrößerung

Studie
Untersuchung, z. B. zum Wirksamkeitsnachweis eines Medikaments

Stuhlinkontinenz
fehlende Willkürkontrolle der Stuhlentleerung

Stupor
lateinisch: Erstarrung, Betäubung; Krankheitszustand mit weitgehendem Fehlen körperlicher oder geistiger Aktivität

stuporös
in einem Stupor befindlich

Sturzanfall
anfallsweise auftretender Sturz, kann viele Ursachen haben; siehe auch drop attack

sub-
Vorsilbe: unter

Subarachnoidalblutung (SAB)
Blutung in den Subarachnoidalraum (Abb. 12)

Subarachnoidalraum
schmaler Raum im Schädelinnern zwischen der Hirnoberfläche und der Arachnoidea (= Teil der weichen Hirnhaut); enthält außer Blutgefäßen und Hirnnerven, die in das Gehirn ein- und aus diesem austreten, normalerweise nur Liquor (Nervenwasser)

subclavian steal syndrome
siehe Subklavia-Anzapfsyndrom

Subduralblutung/Suduralhämatom (SDB/SDH)
Blutung im Kopf zwischen Schädelknochen und Gehirn

subependymal
unter dem Ependym (siehe dort) gelegen

subjektiv
gefühlsmäßig beobachtend und beurteilend, von der eigenen Person aus betrachtet; Gegensatz: objektiv (siehe dort)

subjektive Beschwerden
von Betroffenen wahrgenommene und empfundene Beschwerden, die durch eine Untersuchung aber nicht erfaßbar (oder objektivierbar) sind

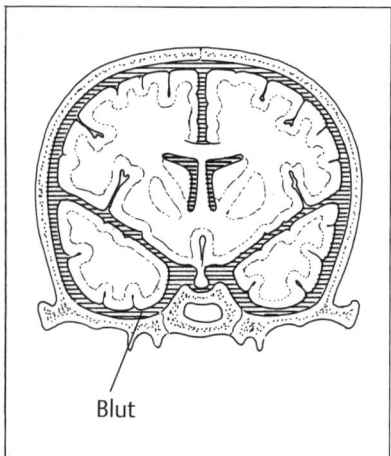

Abb. 12 Subarachnoidalblutung

Subklavia-Anzapfsyndrom
: Umkehr der Durchblutung in einer Wirbelsäulenarterie aufgrund einer verschlossen Schlüsselbeinarterie mit der Möglichkeit eines »Anzapfens« des eigentlich für das Gehirn bestimmten Blutes

subklinisch
: unmerklich, nicht ohne weiteres sicht- oder erkennbar (z. B. nur bei Test- oder Röntgenverfahren erkennbar)

subkortikal
: unterhalb der Hirnrinde gelegen

subkortikale arteriosklerotische Enzephalopathie (SAE)
: arteriosklerotisch bedingte Durchblutungsstörungen unterhalb der Hirnrinde, häufig mit zahlreichen lakunären Infarkten und Beschwerden im Sinn einer vaskulären Demenz (siehe auch dort sowie Binswanger-Krankheit) einhergehend

subkutan
: unter die Haut (z. B. Spritzen eines Medikaments)

Subluxation
: teilweise Ausrenkung eines Gelenks; nach Schlaganfällen kommt es auf der gelähmten Körperseite durch die fehlende Anspannung der Muskulatur z. B. häufiger zu einer Subluxation im Schultergelenk

substituieren
: ersetzen (z. B. ein Medikament)

Substitution
: Ersatz (für)

Sudeck-Syndrom
: andere Bezeichnung für Algodystrophie oder Reflexdystrophie (siehe dort)

Suizid
: Selbstmord

suizidal
: selbstmordgefährdet

Suizidalität
: Selbstmordgefährdung; unter einer Behandlung mit Interferon (siehe dort) kann es möglicherweise zu einer erhöhten Suizidalität kommen

sukzessiv
: aufeinander folgend

Sulcus (Mehrzahl: Sulci)
: Furche(n); trennen an der Gehirnoberfläche die Windungen (Gyri) voneinander

Suppositorium (Mehrzahl: Suppositorien)
: Zäpfchen

supra-
: Vorsilbe: über

suprapubisch
: oberhalb des Schambeinbogens; bei ausgeprägten Blasenentleerungsstörungen kann ein suprapubischer Blasenkatheter (andere Bezeichnung: suprapubischer Fistelkathater; SFK) erforderlich sein

supratentoriell
: über dem Tentorium (siehe dort) gelegen

symmetrisch
seitengleich, gleich verteilt

Sympathikus
dem Parasympathikus (siehe dort) entgegenwirkender Teil des vegetativen oder autonomen Nervensystems

**Sympatholytikum
(Mehrzahl: Sympatholytika)**
Stoffe, die die Tätigkeit des sympathischen Systems abschwächen

**Sympathomimetikum
(Mehrzahl: Sympathomimetika)**
Stoffe, die die Tätigkeit des sympathischen Systems verstärken

Symptom
Kennzeichen, Merkmal, z. B. von Krankheiten (Krankheitszeichen)

symptomatisch
Krankheitszeichen betreffend oder hervorrufend; nur auf die Symptome, nicht auf die Krankheitsursache einwirkend

**symptomatische Behandlung/
symptomatische Therapie**
nur auf die Symptome, nicht auf die Krankheitsursache einwirkende Behandlung; nach Schlaganfällen z. B. die Spastik (siehe dort) oder Schmerzen lindernd

symptomatische Stenose
Stenose, die bereits zu Beschwerden mit auf sie zu beziehenden Krankheitszeichen geführt hat

Symptomatologie
Darstellung der Krankheitszeichen

Synapse
Kontaktstelle zwischen Nervenzellen, an denen die elektrische Erregung durch chemische Überträgerstoffe (= Transmitter) von einer Nervenzelle an die nächste weitergegeben wird

synaptischer Spalt
enger Spalt an der Kontaktstelle von Nervenzellen, der durch chemische Überträgerstoffe (= Transmitter) überbrückt wird

synchron
gleichzeitig

Syndrom
Gruppe oder Muster von gleichzeitig auftretenden Symptomen, die zu einem bestimmten Krankheitsbild gehören (ohne dafür spezifisch oder beweisend zu sein); Krankheitsbild mit gleichzeitigem Auftreten eines bestimmten Musters von Symptomen

synergetisch/synergistisch
zusammenwirkend; z. B. zwei Muskeln oder Medikamente mit demselben Angriffspunkt und derselben Wirkung

Synkope
kurzzeitige Bewußtlosigkeit aufgrund einer verminderten Gehirndurchblutung

Synonym
lateinisch: Ersatzwort, andere Bezeichnung

Synopsis
vergleichende Übersicht, Zusammenschau

Syphilis
Geschlechtskrankheit, die das Nervensystem befallen kann (anderer Name = Lues)

systemisch
im ganzen Körper; alles betreffend

systemischer Lupus erythematodes (SLE)
entzündliche Systemerkrankung des Gefäßbindegewebes unklarer Ursache, die unter anderem auch das Gehirn befallen und zu Schlaganfällen führen kann

Systole
Zusammenziehen der Herzmuskulatur mit Entleerung der Herzkammern

systolischer Blutdruck
Blutdruck während des Zusammenziehens der Herzmuskulatur; oberer, erster Wert beim Blutdruckmessen

T

Tachykardie
beschleunigter Herzschlag (über 100 pro Minute)

Takayasu-Syndrom
sehr seltene entzündliche Gefäßkrankheit mit Verschlüssen großer Arterien

taktil
den Tastsinn betreffend

taktile Agnosie
Unfähigkeit, Gefühltes trotz normaler Funktion des Tastsinnes zu erkennen

temporal
an der Schläfe gelegen, sich auf den Schläfenlappen des Gehirns beziehend

Temporallappen
Schläfenlappen, in der Schläfenregion liegende Teile des Gehirns (siehe Abb. 9, S. 73)

temporär
vorübergehend

Tentorium
lateinisch: Zelt; zeltförmige Durafalte zwischen Hinterkopflappen und Kleinhirn

Terminalstadium
Endphase, z. B. einer Erkrankung

tertiär
an dritter Stelle

Tertiärprävention
Verhindern zusätzlicher Komplikationen und Unterstützung einer Besserung bei bereits erkrankten Menschen

Test
Versuch, Überprüfung, psychologische Untersuchung mit Fragebögen oder anderen Mitteln

tetra
vier

Tetraparese
Schwäche aller vier Extremitäten (beider Arme und Beine)

Tetraspastik
: spastische Lähmung aller vier Extremitäten (beider Arme und Beine)

Thalamus
: Teil der Stammganglien; Sammelstelle für die Nervenbahnen der Sinnessysteme (außer Geruchssinn) vor der Weiterleitung an die Hirnrinde

Thalamushand
: schmerzhafte Stellung der Hand und Finger mit Überstreckung in den Gelenken; kommt selten nach Schlaganfällen mit Beteiligung des Thalamus vor

Therapie
: Behandlung

therapeutisch
: heilend, lindernd

therapeutisches Fenster
: bisher noch nicht endgültig gesichertes Konzept eines Zeitbereichs, in dem eine medikamentöse Behandlung nach einem Schlaganfall wirksam ist

Thiamin
: = Vitamin B_1

thorakal
: den Brustbereich betreffend

Thrombangiitis
: Entzündung einer arteriellen (Thrombarteriitis) oder venösen Gefäßwand (Thrombophlebitis), wobei es ursächlich oder als Folge zur Thrombusbildung (siehe auch dort) kommen kann

Thrombangiitis obliterans
: arterielle Verschlußkrankheit durch entzündlichen Wandprozeß mit Anlagerung von Thromben, die überwiegend jüngere männliche Raucher betrifft und zu Schlaganfällen führen kann; andere Bezeichnungen: Endangi(i)tis obliterans, Winiwarter-Buerger-Krankheit

Thrombendarteriektomie (TEA)
: operative Entfernung von durch thrombotische Auflagerungen bedingten Stenosen (Einengungen) von Arterien

thromboembolisch
: mit einer Thrombose und/oder Embolie verbunden

Thrombolyse
: Auflösung eines Thrombus

Thrombose
: Blutgerinnsel mit teilweisem oder völligen Verschluß einer Arterie oder Vene

Thromboxan
: Gewebshormon, spezielles Prostaglandin (siehe dort)

Thrombozyten
: Blutplättchen; Untergruppe der weißen Blutkörperchen, mitverantwortlich für die Blutgerinnung

Thrombozytenaggregation
: Verklumpen von Thrombozyten

Thrombozytenaggregationshemmer
: Hemmer eines Verklumpens von Thrombozyten

Thrombozytenfunktionshemmer
Hemmer des Verklumpens und anderer Funktionen von Thrombozyten

Thrombo(zyto)penie
Mangel an Blutplättchen

Thrombozytose
Überschuß an Blutplättchen

Thrombus
Blutgerinnsel; kann am Ort der Bildung (siehe Thrombose) oder nach Ausschwemmung mit dem Blutkreislauf an einem anderen Ort zu einem Gefäßverschluß führen (siehe Embolus)

Thymoleptikum
(Mehrzahl: Thymoleptika)
Antidepressivum, Medikament zur Verbesserung der Stimmung

Ticlopidin
Thrombozytenfunktionshemmer, Handelsname = Tyklid

Tiefensensibilität
Wahrnehmung von Gelenkstellung und Muskelspannung sowie Vibration (mit geschlossenen Augen)

Tiermodell
»Nachbildung« einer Krankheit durch natürlich vorkommende oder künstlich herbeigeführte Veränderungen bei Tieren; für Schlaganfälle gibt es eine Reihe von Tiermodellen

Tinnitus
ständiges Ohrgeräusch

Titer
Ergebnis der Konzentrations- oder Aktivitätsmessung in einem Medium, z. B. im Blut

Toddsche Lähmung
Lähmung (einer Gliedmaße) nach einem epileptischen Anfall, bis zu 48 Stunden anhaltend

Token-Test
Test zur Feststellung einer Aphasie, bei dem die Betroffenen aufgefordert werden, mit sich in Farbe, Form und Größe unterscheidenden Plättchen verschiedene Aufgaben auszuführen; z. B.: »Berühren Sie zuerst das große blaue Viereck und dann den kleinen roten Kreis«

tolerabel
in der Stärke oder im Ausmaß auszuhalten, z. B. Nebenwirkungen von Medikamenten oder Verhaltensweisen von Kranken

Tolerabilität
Verträglichkeit

Toleranz
Großzügigkeit, Nachsicht; Gegensatz: Intoleranz (siehe dort)

tolerieren
in Kauf nehmen, dulden, geschehen lassen (z. B. Verhaltensweisen von Kranken oder Nebenwirkungen von Medikamenten)

Tomographie
Schichtaufnahme, meist Röntgenschichtaufnahme

tonisch
  verspannt, angespannt

tonischer Hirnstammanfall
  mit einer schmerzhaften Verspannung der Extremitäten (Arm, Bein) einhergehender Hirnstammanfall (siehe dort)

tonisch-klonischer Anfall
  andere Bezeichnung für »Grand mal« Anfall; »großer« Anfall mit Bewußtlosigkeit, anfänglich erhöhter Spannung und anschließenden Zuckungen der Muskulatur

Tonisierung
  Kräftigung, Stärkung

Tonus
  Anspannung, Spannungszustand, z. B. von Muskeln

Topographie
  räumliche Anordnung, Verteilung

Toxin
  Gift, Giftstoff

toxisch
  giftig, bei Medikamenten durch zu hohe Dosen bedingt

Toxizität
  Giftigkeit, Nebenwirkungen durch zu hohe Dosen von Medikamenten

Tranquilizer/Tranquillantien
  Beruhigungsmittel, in erster Linie Benzodiazepine (siehe dort)

trans-
  Vorsilbe: durch

Transaminase
  Enzym, das Aminosäuren von einem Stoff auf andere überträgt (z. B. Leber-Transaminasen, deren Aktivität durch Medikamente beeinflußt werden kann)

transfemoral
  durch die Beinarterie

transfemorale Angiographie
  Angiographie (Gefäßdarstellung; siehe auch dort) über einen von der Leistenarterie zum Herz und von dort in die das Gehirn versorgenden Schlagadern vorgeschobenen Katheter (siehe auch dort; Abb. 13)

Transformation
  Umwandlung

transient
  vorübergehend

transiente globale Amnesie (TGA)
  vorübergehende vollständige Erinnerungslosigkeit; kommt besonders im höheren Lebensalter vor, ursächlich wird eine Durchblutungsstörung angenommen (siehe auch amnestische Episode)

transitorisch
  vorübergehend

transitorische (oder transiente) ischämische Attacke (TIA)
  leichteste Form einer Durchblutungsstörung des Gehirns mit innerhalb von höchstens 24 Stunden wieder völlig verschwundenen Beschwerden; wichtiges Warnzeichen eines drohenden Hirn- oder Herzinfarktes

transitorische (oder transiente) ischämische Attacke (TIA)

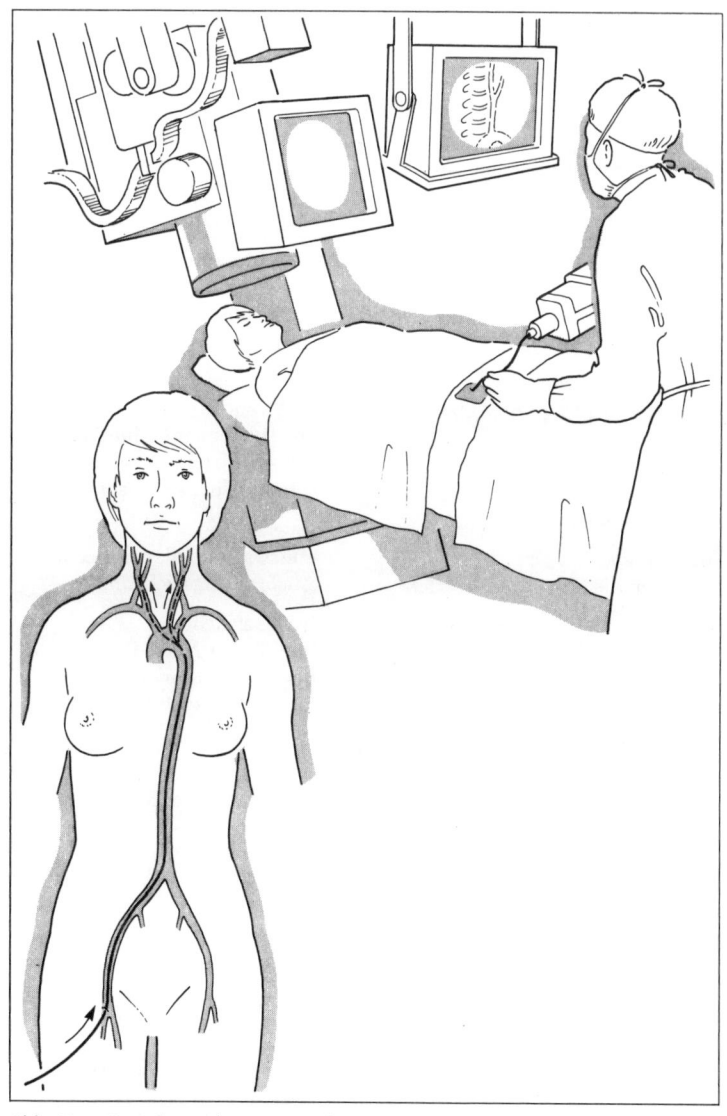

Abb. 13   Transfemorale Angiographie

transkortikal
durch die Hirnrinde

transkortikale Aphasie
Aphasie (siehe dort) mit Unterbrechung von Verbindungsbahnen zwischen den für die Sprache zuständigen Hirnabschnitten (siehe auch Leitungsaphasie)

transkraniell
durch den Schädel, durch die Schädelknochen

transkranielle Dopplersonographie
Untersuchung und Abbildung der Hirnarterien innerhalb des Schädels durch auf die Schädelknochen aufgesetzte Ultraschallsonde

transkutan
durch die Haut (ohne Verletzung derselben)

transkutane (elektrische) Nervenstimulation (T[E]NS)
Verfahren zur Schmerzbehandlung mit elektrischer Reizung von Nerven; nach Schlaganfällen gelegentlich hilfreich

transluminal
durch die Gefäßöffnung (= das Lumen) hindurch

transluminale Angioplastie
Aufdehnung einer Gefäßeinengung durch eine in das Gefäß eingebrachte Sonde (siehe auch Angioplastie und Ballondilatation)

Transmitter
chemischer Übertragerstoff zur Weitergabe erregender oder hemmender Impulse zwischen Nervenzellen

transösophageale Echokardiographie
Untersuchung und Abbildung des Herzens mit einer in die Speiseröhre (= Ösophagus) eingeführten Ultraschallsonde

Transplantation
Übertragung oder Verpflanzung von Zellen, Geweben oder Organen

transthorakale Echokardiographie
Untersuchung und Abbildung des Herzens mit einer auf den Brustkorb (= Thorax) aufgesetzten Ultraschallsonde

transversal
querverlaufend, senkrecht zur Ausbreitungsrichtung

Transversalebene
im CT oder MRT: Darstellung des Gehirns von vorne oder hinten her (z. B. Verbindungslinie Ohr-Ohr)

Trauma
Verletzung durch äußere körperliche oder seelische Gewalteinwirkung, meist mit einem Gefühl des Ausgeliefertseins und der Hilflosigkeit einhergehend

traumatisch
durch ein Trauma bedingt

Tremor
unwillkürliches Zittern von Körperteilen (z. B. Hände oder Arme); auch als Nebenwirkung von Medikamenten vorkommend

Trend
: sich abzeichnende Entwicklung

Trigeminusneuralgie
: vom Nervus trigeminus ausgehender, anfallsweise auftretender, Sekunden dauernder, heftiger Gesichtsschmerz

Triglyzeride
: Neutralfette, Teil der Blutfette oder Lipide

trizyklisch
: bei Medikamenten: mit drei Ringstrukturen; typisches Beispiel ist die Gruppe der trizyklischen Antidepressiva

trizyklische Antidepressiva
: Gruppe von stimmungsaufhellenden Psychopharmaka, die als Gemeinsamkeit drei Ringstrukturen in ihrer chemischen Formel haben

trophisch
: die Ernährung bzw. den Ernährungszustand betreffend, bei Lähmungen nach Schlaganfällen kann es in den betroffenen Körperteilen zu trophischen Störungen z. B. der Haut kommen

Tumor
: Geschwulst, abnormes Gewebewachstum z. B. im Gehirn (Hirntumor); kann gutartig (benigne) oder bösartig (maligne) sein

U

Überempfindlichkeitssyndrom
: Unverträglichkeit gegenüber einem Medikament mit Auftreten unterschiedlicher Krankheitszeichen (z. B. an der Haut oder im Blut)

Übergewicht
: Körpergewicht mehr als 10% über dem Normalgewicht

Überlaufblase/Überlaufinkontinenz
: Störung des Wasserlassens, bei der der Druck in der Harnblase höher ist als der den Abfluß normalerweise kontrollierenden Harnröhrenmuskulatur

Ulcus/Ulkus (Mehrzahl: Ulzera)
: Geschwür, z. B. Magengeschwür oder »Gefäßgeschwür«

Ultrakurzzeitgedächtnis
: Momentangedächtnis, Sofortgedächtnis

Ultraschall
: nicht hörbarer Schall, der in der Medizin zur Untersuchung und Behandlung eingesetzt werden kann

Ultraschallkardiographie
: Ultraschalluntersuchung des Herzens

ulzeriert
: mit einem Ulkus einhergehend

ulzerierter Plaque
: »aufgebrochener« Plaque mit einem Ulkus

unerwünschtes Ereignis
andere Bezeichnung für Nebenwirkung von Medikamenten

ungesättigte Fettsäuren
vorwiegend in Pflanzen vorkommende Fettsäuren, die den Cholesteringehalt im Blut im Gegensatz zu gesättigten Fettsäuren senken

unilateral
einseitig

unspezifisch
allgemein, ohne besondere Aussagekraft

unwillkürlich
nicht willensbedingt, reflektorisch

Urämie
Harnvergiftung, z. B. als Folge eines Nierenversagens

Urininkontinenz
fehlende Kontrolle der Blasenentleerung, unfreiwilliger Urinabgang

Urinkultur
Untersuchung des Urins auf Krankheitserreger durch Anzüchtung

Urinretention
Harnverhalt; Störung der Blasenentleerung mit Zurückhalten des Urins

urodynamisch
den Harnfluß betreffend

Urokinase
ursprünglich aus Urin isolierter, aber auch im Blut vorkommender Stoff zur Aktivierung der Fibrinolyse (siehe auch dort)

Urosepsis
von einer Harnwegsentzündung ausgehende Sepsis

Urtikaria
Nesselsucht, z. B. als Nebenwirkung von Medikamenten

 V

Vakuole
mit Flüssigkeit gefüllter kleiner Hohlraum, z. B. in Körperzellen oder Organen

Vakzination
Impfung

variabel
veränderlich

Variabilität
Veränderlichkeit

Variable
sich unter verschiedenen Bedingungen verändernde Größe

vaskulär
durchblutungs-, gefäßbedingt, Gefäße betreffend

vaskuläre Demenz
Demenz aufgrund von Durchblutungsstörungen und Schlaganfällen des Gehirns

Vaskulitis
Gefäßentzündung; kann durch Krankheitserreger hervorgerufen werden oder auch als Autoimmunkrankheit (siehe dort) auftreten

Vaskulopathie
Gefäßerkrankung

Vasodilatans
(Mehrzahl: Vasodilatanzien)
gefäßerweiternde Mittel

Vasodilatation
Gefäßerweiterung

vasomotorisch
über die Gefäßnerven (siehe dort) wirkend

Vasospasmus
(Mehrzahl: Vasospasmen)
»Gefäßverkrampfung«; starke Abnahme des Lumens durch Zusammenziehen der glatten Muskelzellen in der Gefäßwand; Vasospasmen können u. a. einige Tage nach Subarachnoidalblutungen auftreten und zu Komplikationen in Form von zusätzlichen Hirninfarkten führen

vasovagale Synkope
Synkope (siehe dort) aufgrund einer unwillkürlichen, vom autonomen Nervensystem vermittelten Weitstellung der Blutgefäße

vegetativ
unbewußt, unwillkürlich, durch das vegetative oder autonome (dem Willen nicht unterworfene) Nervensystem gesteuert

vegetatives Nervensystem
Teil des Nervensystems, der nicht dem Bewußtsein und der Willkürkontrolle unterliegt; dient der automatisch ablaufenden Regelung von Lebensfunktionen wie Atmung oder Verdauung (= autonomes Nervensystem)

Vena (Mehrzahl: Venae)
lateinisch = Vene

Vene
zum Herz führendes, sauerstoffarmes Blut enthaltendes Blutgefäß

Ventrikel
Hohlraum in Organen, z. B. die Nervenwasser (Liquor) enthaltenden Kammern im Gehirn

Ventrikeleinbruch
Einbruch einer Blutung aus dem Gehirngewebe in die Ventrikel

Ventrikeltamponade
Ausfüllen der Ventrikel des Gehirns mit Blut

verbal
mündlich, sprachlich, die Sprache betreffend

Verbindungsbahn
Nervenbahn zwischen verschiedenen Abschnitten des Gehirns oder »Zentren«

Vergleichsstudie
Untersuchung, bei der z. B. zwei Medikamente (oder ein Medikament und Plazebo) in ihrer Wirkung und Verträglichkeit verglichen werden

Verkalkung
1. Einlagerung von Kalk; bei Schlaganfällen spielt eine Verkalkung nur bei manchen Formen der Arteriosklerose (siehe dort) eine Rolle; 2. im Volksmund auch gebraucht für Demenz im Alter (siehe dort)

Verlauf
Entwicklung von Beschwerden und Krankheitszeichen über die Zeit

Vertebralis
Kurzform für Arteria vertebralis, Wirbelsäulenarterie (siehe Abb. 4, S. 37)

vertebrobasilär
das Versorgungsgebiet der beiden Wirbelsäulenarterien und der Hirnbasisarterie im Hinterkopfbereich betreffen

Vertigo
Schwindel mit abnormer Bewegungsempfindung und Gleichgewichtsstörung

vertikal
senkrecht

Verum
»echtes«, Wirkstoff enthaltendes Medikament (lateinisch: verus = wahr, echt, wirklich)

Verumgruppe
Gruppe der Patienten, die bei der Prüfung eines neuen Medikaments dieses auch tatsächlich erhalten haben (und kein Plazebo, siehe dort)

Verweilkatheter
zum längeren Verbleib gedachter Katheter

Verwirrtheitszustand
Zustand, in dem Betroffene zwar wach, aber nicht richtig orientiert sind und nicht normal reagieren

vestibulär
das Gleichgewichtsorgan (siehe dort) betreffend

Vibrationssinn
Wahrnehmung der Schwingungen z. B. einer Stimmgabel, die auf Knochen (z. B. Fußknöchel) aufgesetzt wird (die Angabe des Meßwertes erfolgt als Bruchteile einer achtstufigen Skala mit 6/8 bis 8/8 als Normalwerten)

Vigilanz
Aufmerksamkeit, Wachheit, Konzentration

Vigilanzminderung
Schläfrigkeit, Müdigkeit

Virchow-Robinscher-Raum
Einstülpungen des Subarachnoidalraums an den Stellen, an denen Blutgefäße in das Gehirngewebe eintreten; die Virchow-Robinschen-Räume können im Magnetresonanztomogramm (siehe dort) besonders im Bereich der Stammganglien kleine Schlaganfälle vortäuschen

Virus (Mehrzahl: Viren)
Krankheitserreger, kleiner als Bakterien

Viskosität
Zähflüssigkeit

visuell
das Sehen betreffend

visuelle Agnosie
Unfähigkeit des (Wieder-)Erkennens von Gesehenem trotz normaler Funktion der Augen

visuell evozierte Potentiale (VEP)
über der Sehrinde am Hinterkopf von der Hautoberfläche abgeleitete und mit elektroni-

schen Verstärkern nach vielfacher Mittelung dargestellte Spannungsschwankung des EEGs, die der Sehbahn zugeordnet werden kann

visuelles Neglect/
visuelles Neglekt
Vernachlässigung des Gesichtsfeldes auf der gelähmten Körperseite, obwohl kein Gesichtsfeldausfall besteht

Visus
Sehleistung, Sehschärfe; wird in Beziehung zur vollen Sehleistung von 1,0 ausgedrückt

Visusverlust
Abnahme der Sehleistung

Vitalfunktionen
lebenserhaltende Herz-Kreislauf-Funktionen sowie Atmung

Vitalität
Lebenskraft, Lebensfähigkeit

Vitamin
lebensnotwendige Nahrungsbestandteile, die nicht vom Körper selbst gebildet werden können

Vitamin A
Retinol (= Vitamin A_1) und 3-Dehydretinol (= Vitamin A_2); besonders wichtig für die Funktion der Netzhaut (lateinisch: Retina)

Vitamin B
Gruppe von mehreren Vitaminen: Vitamin B_1 = Thiamin, Vitamin B_2 = Riboflavin, Vitamin B_6 = Pyridoxin, Vitamin B_{12} = Cobalamin; die Gruppe der B-Vitamine ist zwar besonders wichtig für die Funktion des Nervensystems, ein behandlungsbedürftiger Mangel liegt aber nur sehr selten vor

Vitamin C
Ascorbinsäure; unter anderem in frischem Obst enthalten

Vitamin D
Calciferol; besonders wichtig für den Knochenstoffwechsel

Vitamin E
Tocopherol; unter anderem wichtig für die Funktion von Nervensystem und Muskulatur

Vitamin K
für die Blutgerinnung erforderliches Vitamin

Vojta-Methode
nach ihrem Erstbeschreiber benannte Form der Krankengymnastik, die nach Schlaganfällen häufiger eingesetzt wird

vollendeter Hirninfarkt
abgeschlossener Hirninfarkt, bei dem es zu keiner Schädigung bislang unbeteiligter Nervenzellen mehr kommt

vordere ischämische Optikusneuropathie
durchblutungsbedingte Schädigung von vorderen Abschnitten des Sehnerven

vordere Schädelgrube
muldenförmige Veränderung der vorderen Schädelbasisknochen zur Aufnahme des Stirnlappens des Gehirns

Vorhofflimmern
sehr rasches und unkontrolliertes Zusammenziehen der Muskulatur der Herzvorhöfe (bis zu 600 mal pro Minute), wodurch die Herzkammern nicht mehr richtig mit Blut gefüllt werden; in den Vorhöfen kann es zur Bildung von Thromben (Blutgerinnseln) kommen, die nach ihrer Verschleppung in den Blutkreislauf Arterien verstopfen und damit zum Schlaganfall führen können; Vorhofflimmern ist ein wichtiger Risikofaktor für Schlaganfälle und sollte in der Regel auch schon vorsorglich mit Marcumar oder Acetylsalizylsäure (siehe jeweils dort) behandelt werden, wenn es noch nicht zu einem Schlaganfall gekommen ist

vorstationär
vor einer stationären Aufnahme

W

Wallenberg-Syndrom
Sonderform eines Schlaganfalls im Hirnstammbereich, der besonders die hinteren und äußeren Teile des verlängerten Rückenmarks betrifft und mit einem Horner-Syndrom, einer Ataxie, Störungen von Hirnnerven sowie einer dissoziierten Sensibilitätsstörung einhergeht (siehe jeweils dort)

Wechselwirkung
günstige oder ungünstige gegenseitige Beeinflussung, z. B. von Medikamenten

weiße Substanz
im wesentlichen aus markhaltigen Nervenfasern bestehender Teil des Zentralnervensystems

Wernicke-Aphasie
das Sprachverständnis betreffende Aphasie (siehe dort) mit flüssigem Reden, wobei das Gesprochene aber nicht verständlich ist (»Wortsalat«); z. B. Antwort auf die Frage nach dem Krankheitsbeginn »Ja es ist alles so schön im Urlaub gewesen..., dann waren auch die Verwandten noch angerufen und haben gefragt, ob wir mal vorbeikommen würden..., leider bin ich mir im einzelnen nicht mehr ganz sicher...« (= flüssige Aphasie, = rezeptive Aphasie, = sensorische Aphasie)

Wernicke-Mann-Gang/ Wernicke-Mann-Haltung
typisches Bild für einen Mediainfarkt (siehe dort) mit spastischer Beugung des Armes und Streckung des Beines; beim Gehen muß das gestreckt bleibende Bein in einem Halbkreis nach außen bewegt werden (= Zirkumduktion; siehe auch dort)

Winiwarter-Buerger-Krankheit
arterielle Verschlußkrankheit durch entzündlichen Wandprozeß mit Anlagerung von Thromben, die überwiegend

jüngere männliche Raucher
betrifft und zu Schlaganfällen
führen kann; andere Bezeichnungen: Endangiitis obliterans, Thrombangiitis obliterans

Wirk(ungs)mechanismus
für Medikamente: Vorgänge
auf Ebene der Nervenzellen,
über die Medikamente wirken;
für die meisten Mittel weitgehend unbekannt

Wortfindungsstörungen
Unfähigkeit, das oder die richtigen Worte zu finden, die einen Gedanken, Sachverhalt
oder wahrgenommenen Gegenstand zutreffend ausdrükken oder benennen

X Y Z

X-Chromosom
größeres der beiden Geschlechtschromosomen, unter
dem Mikroskop x-förmig aussehend; bei Frauen haben
praktisch alle Körperzellen
zwei X-Chromosomen

Xenon
Gas, dessen Verteilung im Gehirn nach Einatmung über eine Maske zur Bestimmung der
Hirndurchblutung (englisch:
cerebral blood flow, CBF) benutzt werden kann

Y-Chromosom
kleineres der beiden Geschlechtschromosomen, unter
dem Mikroskop y-förmig aussehend; bei Männern haben
praktisch alle Körperzellen je
ein X- und ein Y-Chromosom

Yoga
psychophysiologisches Training mit Körper- und Meditationsübungen; Entspannungstechnik

zentral
innen, in der Mitte gelegen;
Gegensatz: peripher (siehe
dort)

Zentrallappen
von Schläfenlappen und
Scheitellappen verdeckter
Hirnteil; andere Bezeichnung:
Insellappen oder Inselregion

Zentralnervensystem
(zentrales Nervensystem, ZNS)
Gehirn und Rückenmark; zuständig für die Aufnahme,
Verarbeitung, Speicherung
und Abgabe von Informationen; Gegensatz: peripheres
Nervensystem (siehe dort)

Zentralskotom
umschriebener Sehverlust im
mittleren Teil des Gesichtsfeldes (normalerweise die Stelle
des schärfsten Sehens)

Zentrum
im Gehirn: Nervenzellen mit
bestimmten Aufgaben (wie
Sprache oder Sehen)

zerebellar/zerebellär
das Kleinhirn betreffend

zerebelläre Ataxie
Ataxie durch eine Störung im
Kleinhirn; bei Schlaganfällen
und anderen Durchblutungsstörungen im vertebrobasilären Stromgebiet häufig vorkommend

zerebral
das Gehirn betreffend

zerebrale Anfälle
Anfälle aufgrund einer Erkrankung des Gehirns, in der Regel als Ersatzbezeichnung für epileptische Anfälle gebraucht

Zerebralsklerose
ungenaue Bezeichnung für im Alter auftretende Demenz (siehe dort)

zerebrospinal
Gehirn und Rückenmark betreffend

zerebrovaskulär
die Hirndurchblutung betreffend

zerebrovaskuläre Insuffizienz
überholte Bezeichnung für unzureichende Hirndurchblutung

Zerebrum
Großhirn; größter Teil des Gehirns, aus den beiden durch eine tiefe Längsfurche getrennten Großhirnhälften bestehend

zervikal
den Halsbereich betreffend

Zielkriterium
Maßstab, Richtlinie zur Bewertung eines Behandlungsverlaufs, z. B. bei einem Behandlungsversuch mit einem neuen Medikament

zirkadian
über Tag und Nacht (24 Stunden) verteilt

Zirkumduktion
seitliche Herumführung; nach einem Schlaganfall kann ein spastisches Bein beim Gehen nicht mehr gebeugt werden, weshalb es im Hüftgelenk abgewinkelt und halbkreisförmig nach vorne geführt wird (siehe auch Wernicke-Mann-Haltung)

Zwangslachen
unwillkürliches Lachen ohne erkennbaren Anlaß kann besonders nach Schlaganfällen im Hirnstammbereich vorkommen

Zwangsweinen
unwillkürliches Weinen ohne erkennbaren Anlaß; kann besonders nach Schlaganfällen im Hirnstammbereich vorkommen

Zweipunktediskrimination
Unterscheidungsvermögen von zwei dicht nebeneinander liegenden Reizen

Zwischenhirn
lateinisch: Dienzephalon; Abschnitt des Gehirns zwischen Großhirn und Hirnstamm

Zyanose
Blauverfärbung der Haut (besonders Lippen und Gesicht) als Folge einer zeitweise unterbrochenen Atmung

Zyklooxygenase
Enzym (siehe dort), das in verschiedenen Zellen verschiedene Aufgaben hat: in Thrombozyten stellt es aus der in jeder Zellwand vorkommenden Fettsäure Arachidonsäure

Thromboxan und in Endothelzellen von Blutgefäßen Prostaglandin her (siehe auch jeweils dort)

Zystitis
Blasenentzündung

Zytoplasma
Flüssigkeit und Strukturen in einer Zelle

zytoprotektiv
zellschützend

Zytostatikum
(Mehrzahl: Zytostatika)
das Zellwachstum hemmende Medikamente, wirken teilweise auch als Immunsuppressiva (siehe dort) und werden deswegen zur Behandlung von Gefäßentzündungen eingesetzt

zytotoxisch
zellschädigend

Literatur

Allgemeinverständliche Bücher und Broschüren über den Schlaganfall

Aichner, F., E.Holzer (Hrsg.): Schlaganfall. Vorsorge, Behandlung und Nachsorge. Ein Ratgeber für Gesunde, Patienten und Angehörige. Springer-Verlag, Wien – New York 1996. ISBN 3-211-82851-6

Bundesministerium für Gesundheit (Herausgeber): Schlaganfall. Praktischer Ratgeber. Aktivierende häusliche Pflege durch Angehörige – Hilfsmittelversorgung für den Alltag. Bundesministerium für Gesundheit, Bonn 1995 (Nachdruck). Keine ISBN-Nr.; kostenlos beim Bundesministerium für Gesundheit (53108 Bonn) erhältliche Broschüre

Deecke, L., K.Zeiler: Wie vermeide ich den Schlaganfall? Beeinflußbare Risikofaktoren. Facultas Universitätsverlag, Wien 1990. ISBN 3-85076-271-8

Diener, H.-C.: Wie beuge ich dem Schlaganfall vor? Informationen und Ratschläge. Piper Verlag / Chapman & Hall, München – Weinheim 1994. ISBN 3-492-12088-1

Dommel, U.: Der Schlaganfall. Eine Informationsbroschüre für Pflegepersonal, Betroffene und Angehörige. Patientenservice Hoechst Hoechst AG, Frankfurt 1996. Keine ISBN-Nr.; kostenlos bei der Hoechst Pharma Deutschland (Königsteiner Str. 10, 65812 Bad Soden am Taunus) erhältliche Broschüre

Huber, W., K.Poeck, L.Springer: Sprachstörungen. Ursachen & Behandlung von Sprachstörungen (Aphasien) durch Schädigungen des zentralen Nervensystems. TRIAS, Stuttgart 1991. ISBN 3-89373-151-2

Huemer-Drobil, B., G.Kletter, L.Langbein: Leben nach dem Schlaganfall. Ein Ratgeber für Kranke, ihre Familien und Betreuer (Bittere-Pillen-Patientenreihe) Verlag Kiepenheuer & Witsch, Köln 1987. ISBN 3-462-01857-4

Johnstone, M.: Die Hausbetreuung des Schlaganfallpatienten. Im Wiederherstellungsmuster leben. Gustav Fischer Verlag, Stuttgart – New York 1987. ISBN 3-437-11048-9

Kessler, C.: Der Schlaganfall. Bund-Verlag, Köln 1990.
ISBN 3-7663-2214-1

Kinedater, H.: Aktiv gegen Herzinfarkt und Schlaganfall! Humboldt-Taschenbuchverlag Jacobi, München 1992. ISBN 3-581-66670-7

Krämer, G. Schlaganfall – Richtig vorbeugen WDW-Wirtschaftsdienst, Eschborn / Frankfurt 1996 (keine ISBN-Nr.; kostenlos bei den Geschäftsstellen der AOK [Allgemeine Ortskrankenkasse] und beim Zweiten Deutschen Fernsehen [Postfach, 55100 Mainz] erhältliche Broschüre

Krämer, G.: Dem Schlaganfall vorbeugen. Wie Durchblutungsstörungen des Gehirns entstehen. Warnsignale erkennen und Risikofaktoren abbauen. TRIAS, Stuttgart 1997. ISBN 3-89373-366-3

Krämer, G.: Schlaganfall: Was Sie jetzt wissen sollten. TRIAS, Stuttgart 1997 ISBN 3-89373-365-5 (erscheint im Herbst 1997)

Kröger, C.: Schlaganfall. Centaurus Verlag, Pfaffenweiler 1993.
ISBN 3-89085-710-8 (vergriffen)

Kroker, I.: Sprachverlust nach Schlaganfall. Ein Leitfaden für Aphasiker und deren Angehörige. 2, überarbeitete Auflage. Verlag für Medizin Dr. Ewald Fischer, Heidelberg 1989. ISBN 3-88463-125-X

Mäurer, H.-C., R.Mäurer: Der Schlaganfall. Ursachen, Vorbeugung, die Behandlung im Krankenhaus, Rehabilitation und Rückkehr in den Alltag. Ein Ratgeber für Patienten und Angehörige. TRIAS, Stuttgart 1991. ISBN 3-89373-148-2

Soyka, D.: Schlaganfall. Ein Ratgeber für Patienten und deren Angehörige. 4. Auflage. Gustav Fischer Verlag, Stuttgart – Jena – New York 1995. ISBN 3-437-00845-5

Steinke, W., M.Hennerici: Schlaganfall. Risiken mindern – Folgen lindern. Wort & Bild Verlag, Baierbrunn 1996 (keine ISBN-Nr.; nur in Apotheken erhältlich)

Vollmer, H.: Herzinfarkt und Schlaganfall. Vorbeugung, Diagnose, Therapie. Ehrenwirth Verlag, München 1995. ISBN 3-431-03376-8

Zippel, C.: Schlaganfall. Verlag Ullstein, Frankfurt/Main-Berlin 1994.
ISBN 3-548-27807-8

Erfahrungsberichte und Erzählungen von Betroffenen

Baursch, E.: Die Blitze des Zeus. Tagebuchaufzeichnungen eines Schlaganfall-Patienten. Verlag Andrea Schmitz, Overrath 1992. ISBN 3-927442-14-3

Holubetz, C.: Schlaganfall als Lebenserfahrung. Selbstverlag, Albertis Hofbuchhandlung, Hanau 1988. Keine ISBN-Nr., über Buchhandlungen oder direkt bei der Albertis Hofbuchhandlung (Langstr. 47, 63450 Hanau) erhältliche Broschüre

Menninger, D.: Lerne Abschied nehmen. Protokolle eines Schlaganfalls. Fischer Taschenbuch-Verlag, Frankfurt 1992. ISBN 3-596-11089-0

Perry-Lyman, D.: Tausend Tage Lebensende – Ein Weg durch Krankheit und Pflege. Knaur Taschenbuchverlag, München 1986. ISBN 3-426-04009-3

Sommerfeldt, H.: Geänderte Tage: Leben nach einem Schlaganfall. Aletko, Klagenfurth 1987. ISBN 3-900743-04-5

Tropp Erblad, I.: Katze fängt mit S an. Aphasie oder der Verlust der Wörter. Fischer Taschenbuchverlag, Frankfurt 1994. ISBN 3-596-12397-6

Zimmer, D.: Die gelbe Karte. Bastei Lübbe Taschenbuch. Gustav Lübbe Verlag, Bergisch Gladbach 1996 ISBN. 3-404-61361-9

Romane zum Thema Schlaganfall

Lenz, S.: Der Verlust. Deutscher Taschenbuch Verlag, München 1985.

Simenon, G.: Die Glocken von Bicêtre. Diogenes Verlag, Zürich 1990.

Wörterbücher und sonstige Literatur

Boss, N., R. Jäckle, Lexikonredaktion des Verlages Urban & Schwarzenberg (Bearbeiter): Wörterbuch der Medizin. Deutscher Taschenbuch Verlag, München 1994. ISBN 3-423-03355-X

Bundschuh, G., B. Schneeweiss, H. Bräuer: Lexikon der Immunologie. 2., erweiterte Auflage. Medical Service / Akademie Verlag, München – Berlin 1992. ISBN 3-926506-08-3

Wörterbücher und sonstige Literatur

David, H., R. Häring: Medizinisches Taschenwörterbuch. Ueberreuter Wissenschaft Verlag, Wien – Berlin 1988. ISBN 3-8000-3304-6

Deutsche Liga zur Bekämpfung des hohen Blutdrucks e.V.: Herz- und Kreislauferkrankungen: 200 medizinische Fachbegriffe für Patienten erläutert. Deutsche Liga zur Bekämpfung des hohen Blutdrucks e.V.: Herz- und Kreislauferkrankungen, Heidelberg 1990. ISBN 3-926955-66-X

Duden. Das Wörterbuch medizinischer Fachausdrücke, herausgegeben und bearbeitet von der Redaktion Naturwissenschaft und Medizin, Leitung: K.-H. Ahlheim. 5, vollständig überarbeitete und ergänzte Auflage. Dudenverlag, Mannheim – Leipzig – Wien – Zürich 1992. ISBN 3-411-04615-5

Exel, W., K. Maier: Mein Befund 2. Medizinische Fachausdrücke verständlich gemacht. Verlag Carl Ueberreuter, Wien 1996. ISBN 3-8000-3602-9

Hassink, R.-I., W. Wehrli, J. Loosli – Schweizerische Vereinigung der Elektrophysiologisch-technischen Assistenten / Assistentinnen SVEPTA (Herausgeber): Kompendium der Elektrophysiologie. Verzeichnis der wichtigsten medizinischen und technischen Ausdrücke. SVEPTA, Bern – Muttenz –Therwil 1995. Keine ISBN-Nr. (nicht im Buchhandel erhältlich)

Psychrembel: Klinisches Wörterbuch. 257. Auflage. De Gruyter Verlag, Berlin-New York 1994. ISBN 3-11-012692-3

Reichardt, H.-J. (Bundesselbsthilfeverband Schlaganfallbetroffener und gleichartig Behinderter e.V., BSB e.V., Hrsg.): Schlaganfall ... und nun? Nachschlagwerk von A – Z zum Thema Schlaganfall. Bundesselbsthilfeverband Schlaganfallbetroffener und gleichartig Behinderter e.V., BSB e.V., Essen 1993. Keine ISBN-Nr. (früher direkt bei dem zwischenzeitlich allerdings aufgelösten BSB in Essen erhältliche Broschüre)

Roche Lexikon Medizin. 3. Auflage. Urban & Schwarzenberg Verlag, München – Wien – Baltimore 1995. ISBN 3-541-11213-1

Rothenberg, R.E. (Herausgeber), H.S. Füeßl (Bearbeiter): Medizin für jedermann. Fragen und Antworten. 5. Auflage. TRIAS, Stuttgart 1995. ISBN 3-89373-288-8 (kartoniert), 3-89373-309-4 (gebunden)

Sandoz: Lexikon medizinischer Abkürzungen. 8. Auflage. Sandoz AG, Nürnberg 1991. Keine ISBN-Nr. (nicht im Buchhandel erhältlich)

Dank

Mein Dank geht zunächst an die Patientinnen und Patienten mit einem Schlaganfall oder anderen Durchblutungsstörungen des Gehirns und deren Partner bzw. Angehörige, von denen ich für dieses Buch viel gelernt und viele Anregungen bekommen habe.

Herrn Martin Kegel, dem früheren TRIAS-Verlags- und Programmleiter, danke ich für seine Bereitschaft zur Aufnahme des Titels in das Programm. Herrn Roland Kunze, dem jetzigen Verlagsleiter, danke ich für seine Zustimmung auch zu meinen sonstigen Wünschen. Frau PD Dr. Wibke Müller-Forell von der Abteilung für Neuroradiologie der Universitätsklinik Mainz danke ich für die CT- und MRT-Bilder.

Frau Sylvia Aschenbrenner vom Lektorat danke ich wie bei einem anderen Lexikon für Betroffene und ihre Angehörigen (Alzheimer von A-Z) für ihre sorgfältige Durchsicht der Rohfassung des Manuskriptes mit vielen konstruktiven Verbesserungsvorschlägen. Inzwischen kann ich dank ihrer Mithilfe auch zwischen Bindestrichen sowie kurzen und langen Gedankenstrichen unterscheiden.

Für die Arbeiten im Sekretariat danke ich Frau Léonie Müller. Schließlich geht der Dank wie immer an meine Frau Doris, meine Tochter Judith und meinen Sohn Dirk. Sie sind sowohl meine ehrlichsten, aber auch härtesten Kritiker als auch die besten Verwerter der Autorenhonorare.